国医名师陈文伯医案

主编 郑乘龙 陈 红 陈 新

全国百佳图书出版单位

中国中医药出版社

·北 京·

图书在版编目（CIP）数据

国医名师陈文伯医案 / 郑乘龙 , 陈红 , 陈新主编
. -- 北京 : 中国中医药出版社 , 2024.4
ISBN 978-7-5132-8505-6

Ⅰ . ①国… Ⅱ . ①郑… ②陈… ③陈… Ⅲ . ①医案—汇编—中国—现代 Ⅳ . ① R249.7

中国国家版本馆 CIP 数据核字 (2023) 第 202107 号

中国中医药出版社出版

北京经济技术开发区科创十三街 31 号院二区 8 号楼
邮政编码　100176
传真　010-64405721
山东润声印务有限公司印刷
各地新华书店经销

开本 880 × 1230　1/32　印张 12.25　彩插 0.75　字数 226 千字
2024 年 4 月第 1 版　2024 年 4 月第 1 次印刷
书号　ISBN 978 – 7 – 5132 – 8505 – 6

定价　69.00 元
网址　www.cptcm.com

服 务 热 线　010-64405510
购 书 热 线　010-89535836
维 权 打 假　010-64405753

微信服务号　**zgzyycbs**
微商城网址　**https : //kdt.im/LIdUGr**
官 方 微 博　**http : //e.weibo.com/cptcm**
天猫旗舰店网址　**https : //zgzyycbs.tmall.com**

《国医名师陈文伯医案》
编委会

主　　审　黄　晨

主　　编　郑乘龙　陈　红　陈　新

副 主 编　陈　生　姜　琳　王　彤　吴丽鑫

　　　　　林　扬　王伟东

编　　委　尚博文　陈　生　王　斌　姜　琳

　　　　　王　彤　陈　红　陈　新　崔　畋（韩国）

　　　　　吴丽鑫　王伟东　李　怀　王　琳

　　　　　乔会秀　陈　斌　林　扬　李汇博

　　　　　孙　晨　李　洁　郑乘龙　强育展

　　　　　姜　旻　孙　波

支持单位　陈文伯名医传承工作室（站）

　　　　　陈文伯门人（陈红）传承工作站

本书出版得到首都卫生发展科研专项项目（No：2022-2-7015）的支持。

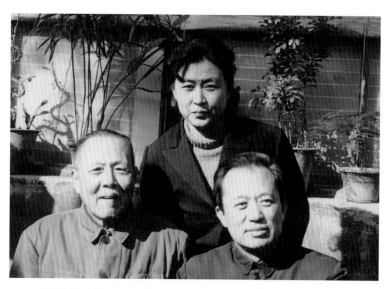

陈文伯（右1）和夫人陈凤帻女士与恩师陈世安在一起

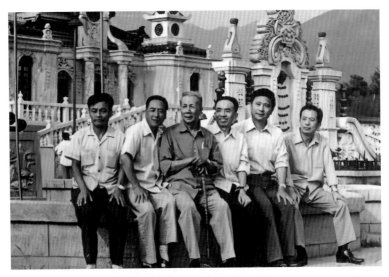

陈文伯（右1）与关幼波（右3）、曹希平（右2）、李惠治（左2）
等在昌平讲学后合影

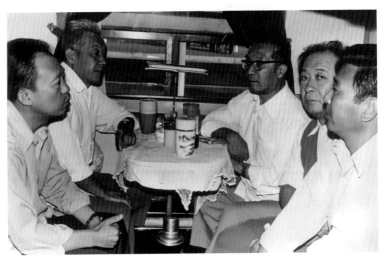

陈文伯与宋祚民（右2）、赵绍琴（右3）、方和谦（右4）、李惠治
（右1）在赴吉林浑江讲学的火车上

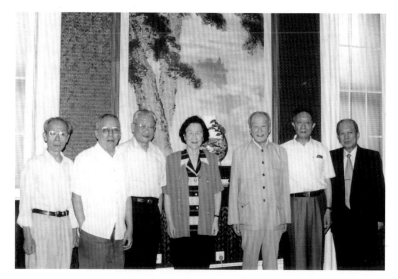

陈文伯和中医专家在一起（右起：陈文伯、孔嗣伯、姚五达、
陈彤云、李广均、余瀛鳌、郑亦化）

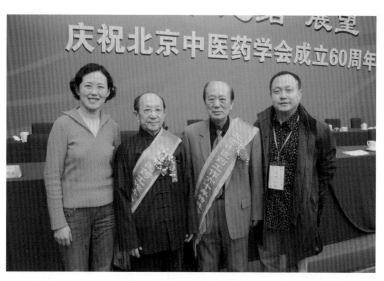

陈文伯（右2）和陈大启教授、康佳院长出席北京中医药学会
成立60周年大会

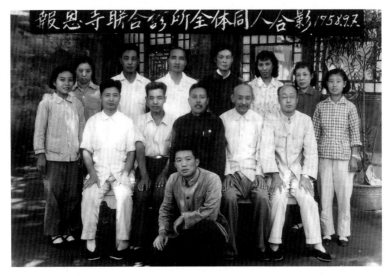

陈文伯与报恩寺联合诊所全体同仁合影（前排，1958年）

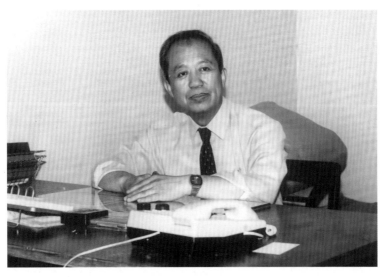

陈文伯任北京市鼓楼中医医院院长（1985年）

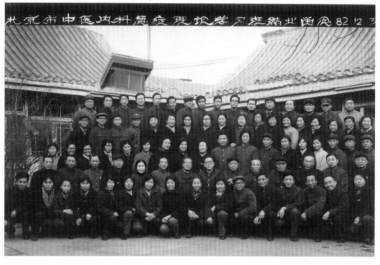

　　陈文伯与中医专家举办中医内科急症理论学习班，图为结业时师生合影（第二排左 1 为陈文伯，左 3 为巫君玉，左 4 为王鸣凤，左 6 为曹希平，左 7 为赵绍琴，左 9 为吕炳奎，左 11 为宗修英，左 13 为王永炎，左 14 为方和谦，1982 年）

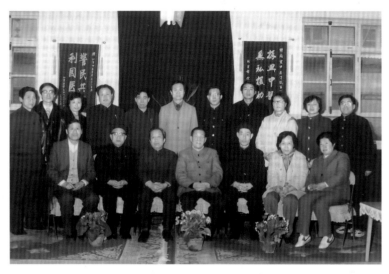

陈文伯（前排右3）参加全国北方热病组会议后合影（前排左1为杜怀堂，左4为董建华，后排左1为周平安，后排右1为姜良铎，1984年）

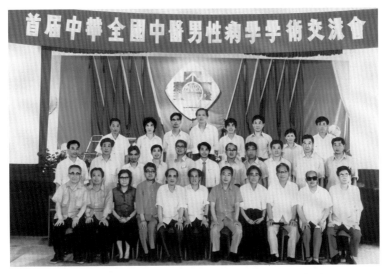

全国首届中医男性学专业委员会全体委员留影

湖南沅陵1987.5

陈文伯（前排左4）参加湖南沅陵全国首届中医男性学术会议

首届中华全国中医男性病学学术交流会

陈文伯（前排左2）出席首届中华全国中医男性病学
学术交流会，并当选副主任委员

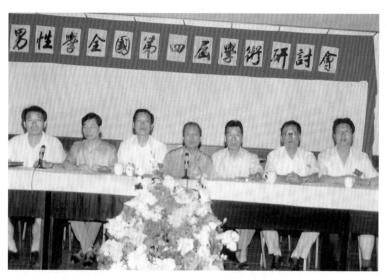

陈文伯当选全国第四届中医男性学会主任委员（左起：罗任波、鲍严钟、李彪、陈文伯、金之刚、金维新、黄海波）

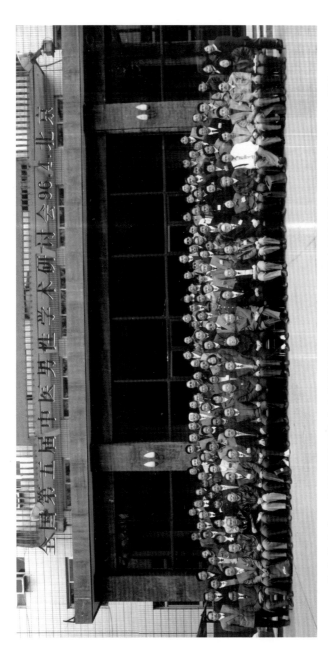

陈文伯（右 10）及男科团队在北京组织召开全国第五届中医男性学术研讨会（1996 年）

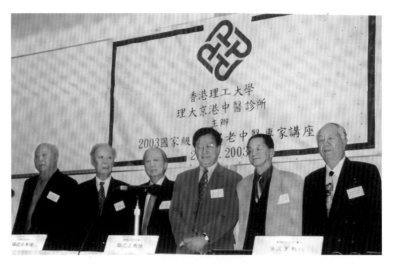

陈文伯（左3）与路志正（右2）、方和谦（左2）、贺普仁（左1）、吴定寰（右1）在香港理工大学讲学

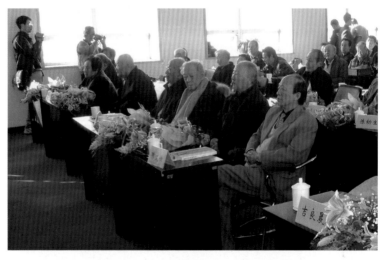

陈文伯（前排右1）与王家麟（右2）、方和谦（右3）、张长恩（左1）、柴嵩岩（左2）、蔺友良（左3）出席伤寒家陈慎吾诞辰110年纪念活动

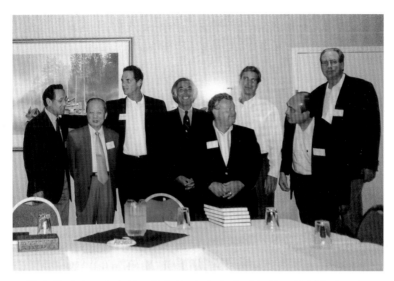

陈文伯（左2）在美国斯坦福大学演讲后与美国教授们在一起

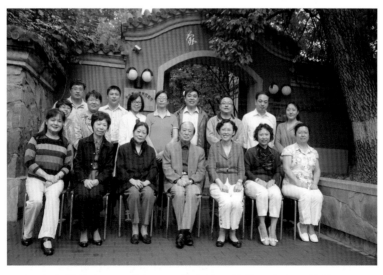

北京市鼓楼中医医院领导和陈文伯（前排正中）及其传承团队部分成员

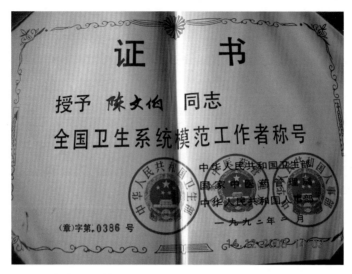

陈文伯荣获"全国卫生系统模范工作者"称号

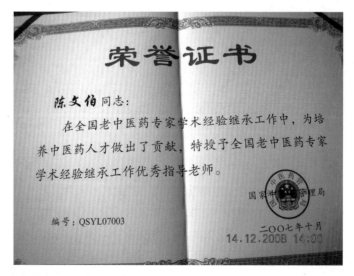

陈文伯被国家中医药管理局授予"全国老中医药专家学术经验
继承工作优秀指导老师"称号

陈文伯新进记念册　序

陈文伯先生是当代北京著名中医，与我多
年友善，互相切磋医理。先生治学认真，擅长
中医临床，经年余，功底殷实。其所著已由
已由中国中医药出版社出版。为了使略明了系
统及广作学读。今又续编浸册，以存真读，来
序拾全，我似送之曰："神而明之，存乎其人
"，乃为人民服务，垂朽之盛也，心彰祝世。是
为之序。

　　时公元二〇〇八年中秋节

　　　　　　　方和谦　谨书

　　　　北京朝阳医院

国医大师方和谦评价陈文伯"神而明之，存乎其人"

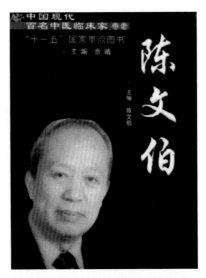

工作室（站）整理出版的陈文伯经验集"十一五"国家重点图书
"中国现代百名中医临床家丛书"《陈文伯》

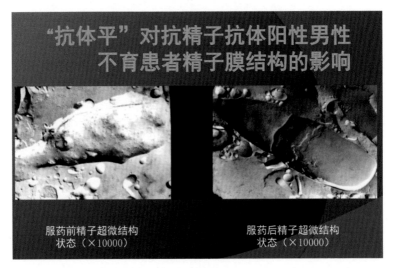

陈文伯门人陈生主任主持的课题结果显示中药可改善不育患者精子超微结构，从更深层次揭示中医治疗男性不育的机理

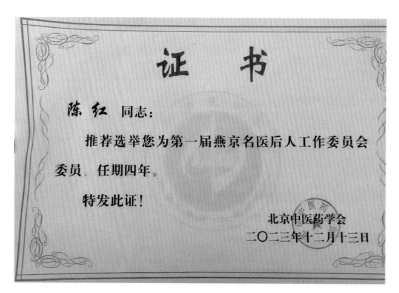

证 书

陈红 同志：

推荐选举您为第一届燕京名医后人工作委员会委员，任期四年。

特发此证！

北京中医药学会
二〇二三年十二月十三日

陈文伯长子陈红被推荐当选第一届燕京名医后人工作委员会委员

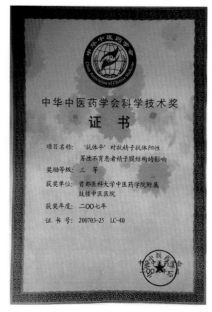

陈文伯男性不育症相关研究获得中华中医药学会科学技术奖三等奖

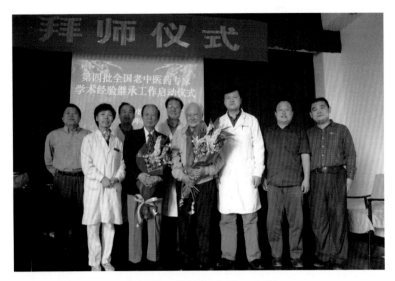

陈文伯和他的部分弟子合影

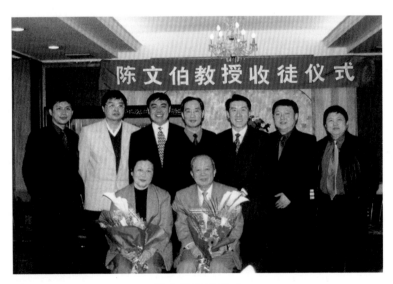

陈文伯收徒仪式

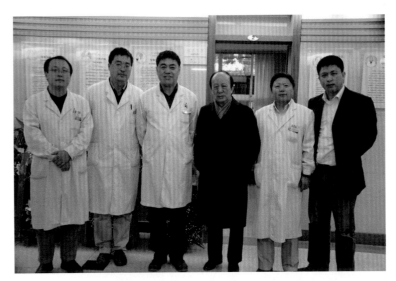

工作室（站）第一批传承人与陈文伯合影（左起：王彤、
姜琳、陈生、陈文伯、陈红、陈新）

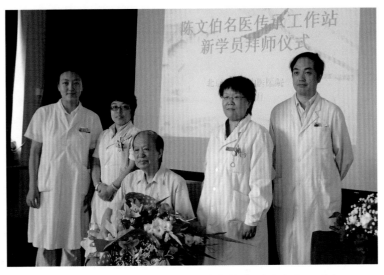

工作室（站）第二批传承人与陈文伯合影（左起：李怀、
乔会秀、陈文伯、王琳、王伟东）

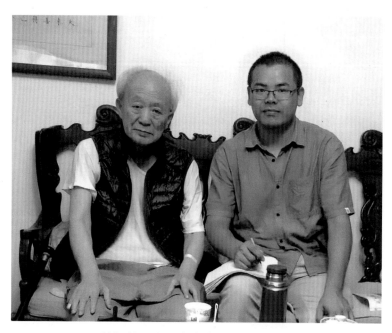

关门弟子郑乘龙在陈文伯家中学习

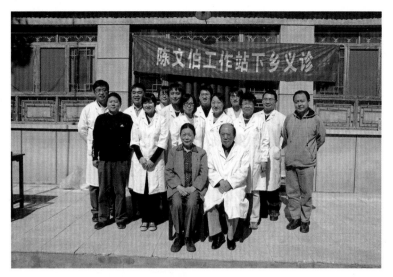

陈文伯（前排右1）率工作室（站）成员赴河北农村义诊

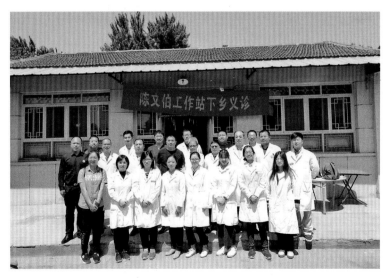

陈文伯工作室（站）成员赴河北农村义诊

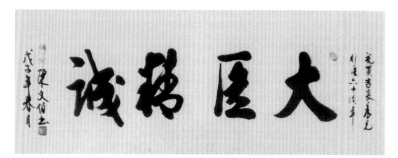

陈文伯墨宝 1

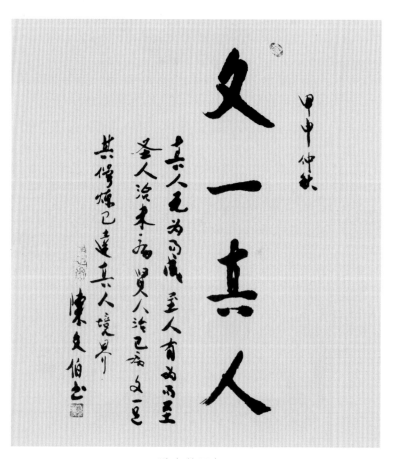

陈文伯墨宝 2

余瀛鳌序

习近平总书记指出："中医药是中华民族的瑰宝，一定要保护好、发掘好、发展好、传承好。"

陈文伯先生出自中医世家，13 岁开始行医，博览群书，结合自己的临床经验，形成独特的理论体系，在内科、男科、妇科、儿科、皮科等方面均有丰富的临床经验和独特见解，是燕京中医传承代表人物之一。

《国医名师陈文伯医案》精选陈文伯先生的手写医案墨迹 155 份，共计 186 页，涵盖男科病证 35 份、妇科病证 15 份、儿科病证 8 份、皮外科病证 6 份、五官诸窍病证 10 份、肺病证 21 份、心脑病证 22 份、脾胃病证 8 份、肝胆病证 5 份、肾膀胱病证 2 份、气血津液病证 13 份和肢体经络病证 10 份。

陈文伯精选医案墨迹字字珠玑，其文简，其意博，其理奥，其趣深，其字俊，让读者在精品医案过程中享受书法之美。本墨迹所涉医案均是陈文伯先生精选、挥毫，浓缩其一生经验，通过一个个成功的医案，卓有成效地为从医者、从文者、收藏者、研究者等提供了一部兼具实证参考价值和艺术鉴赏性的实用工具书。

　　中医药文化是打开中华文明宝库的重要组成部分，陈文伯先生用医案墨迹诠释了祖国灿烂的中医药文化，丰富了中医药文献宝库，对弘扬、传承和发展中医药文化大有裨益。我与陈文伯先生既是同仁，又是道友，兹述杂感以为序。

国医大师

中国中医科学院中国医史文献研究所

2023 年元月于静养斋

耿嘉玮序

"医以民为天"，这是大国医陈文伯老之座右铭。如今，先生已驾鹤仙逝五载有余，但其音容笑貌，仍在眼前，谆谆教导，犹萦耳畔。

陈文伯老，曾任北京市鼓楼中医医院院长，是享誉四方的"京城名医馆"之创始人、首任馆长，是全国老中医药专家学术经验继承工作指导老师、首都国医名师，是中医现代男科学的奠基人之一。

陈文伯老，幼承家学，少年即拜师诵文、研习国医，受传于祖上之训，师承于京城名医。先生志在岐黄，精研古籍，博采众长，守正创新。他参加著名的中医男科"沅陵会议"，创建了现代中医男科学；他将"肾命学说"运用到男科领域，创建了京城第一家中医男科门诊；他践诺中医不仅是"慢郎中"，还是"急先锋"，创建了北京市首个"中医急诊科"；他海纳百川，广揽名医，创建了北京市首家由政府批文成立的"京城名医馆"。他殚精竭虑、披肝沥胆，为鼓楼中医医院的蓬勃发展乃至燕京医学的传承传扬，建功岐黄，名垂青囊。

陈文伯老，生活俭而藏书丰，餐食简而学问深。受同道敬重，受后学景仰。先生诊病，一袭白衣，三尺诊桌；一颗丹心，三指斟酌。其貌端、其心正、其理清、其法精、其方验、其药灵、其术仁、其道深，堪为大医之手笔、名家之风范。

陈文伯老用毕生诠释着"大医精诚"的真谛，从医60余载，以大慈恻隐之心普救无数含灵之苦，以妙手回春之术疗愈万众病患之疾。现其弟子凝炼先生临证之精髓，粹取先生医案之精华，成此《国医名师陈文伯医案》，承袭先生学术，追思先生教诲。亦望同道捧读后，能探其骊珠，得其涯略，启迪解惑，施惠苍生。

北京市鼓楼中医医院原院长

于壬寅立夏

前　言

　　中医药学植根于中华民族传统文化的基础之上，中医药学是我国的传统医学。

　　中医药学是我国独立的科学医学体系，它有着博大精深的智慧。数千年以来，大批医学专家如扁鹊、张仲景、华佗、李时珍等古籍理论体系及历代民众的牺牲精神都是中医药人的"立学"之本。

　　中医药学是实践医学。陈文伯教授从事中医临床，根据每位患者的证候特征、每个季节的不同时令、每个阶段患者的病情变化而辨证施治。他刻苦钻研，用墨宝精心记载了每一位患者的完整病历，包括患者的姓名、性别、年龄、住址、检查报告、现病史、舌苔、脉象、证候、治法、处方、注意事项、病情变化……为科学育人、著书立说打下了良好的基础。他在耄耋之年仍多次亲临讲学、巡诊、义诊活动给众学生以指导，并谆谆教诲关门弟子郑乘龙博士和强育展医生认真学习古籍，领会其要点，认真书写病历，总结论文，为继承和发展中医药事业、治病救人留下了宝贵的历史资料。本书墨迹所涉医案为陈文伯教授经验方，部分处方未注明临床疗效，旨在对该疾病理、法、方、药展开剖析。此外，处方笺中偶有笔误或与现代出版规范不符者，此次整理已根据实际情况修改。

陈文伯之妻：陈凤娣

陈文伯长子：陈红

陈文伯次子：陈新

庚子年冬月

目　录

上篇　陈文伯教授名医之路及学术传承

下篇　陈文伯教授医案

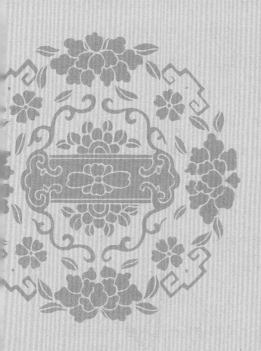

上篇

陈文伯教授名医之路及学术传承

陈文伯教授生平

陈文伯教授，男，1936年12月—2018年2月，中国共产党党员，主任医师，北京市鼓楼中医医院原院长，北京中医药大学特聘教授，"京城名医馆"创始人、名誉馆长，北京市第十、十一届人大代表。首都国医名师，全国第二、三、四批老中医药专家学术经验继承工作指导老师，中国现代男科奠基人之一。曾任中国中医药学会外科分会男性学专业委员会主任委员、北京中医药学会男科专业委员会主任委员、北京中医药学会内科分会副主任委员等职。主编《中医男科学》，"中国现代百名中医临床家丛书"《陈文伯》等专著十余部，国内外发表论文200余篇。曾获中华中医药学会科学技术奖、华夏医学科技奖、国际医药博览会铜牌奖、北京市科学技术进步奖等奖励，先后荣获"全国卫生系统模范工作者""北京市有突出贡献专家""第二届东城杰出人才"等荣誉称号，享受国务院政府特殊津贴，多次荣获东城区和东城区卫生系统"优秀共产党员"称号。

陈文伯教授出生于中医世家，13岁时拜师于京城名医、原北平国医学院董事、北平市东郊平民医院中医科主任陈世安先生门下学习中医。1954 年加入北京中医学会，随后考入北京中医进修学校，1957 年加入"报恩寺中医联合诊所"，担任中医师。此后参加组建北京市东城区北新桥医院，一直从事中医临床与管理工作。1981 年 2 月，调任北京市鼓楼中医医院副院长，创建了京城第一家中医男科门诊；创立了北京市首个"中医急诊科"，该科设置了 50 张中医病床，使鼓楼中医医院成为一家名副其实的中医医院。1984 年主持完成的课题"药膳'合雀报喜'治疗男性不育"轰动全国。1987年，参与了著名的中医男科"沅陵会议"，并与男科同仁一同创建了近代中医男科学。他首次将中医学的"肾命学说"运用到男科领域，奠定了主要男科疾病的中医诊治法则基础，用于治疗各类男科疾病疗效甚佳，在学术界享有较高的声誉与地位；研制了"生精赞育丸"等院内制剂 23 种，为广大男科患者及家庭带来了福音与希望。

陈文伯教授是全国老中医药专家学术经验继承工作指导老师，全国名老中医药专家传承工作室和北京中医药"薪火传承 3+3 工程"陈文伯名家研究室指导老师，先后吸收院内外数十名中青年中医师参与中医传承工作，毫无保留地传授自己的临床经验，培养继承人 20 人，其中全国老中医药专家学术经验继承人 4 人，陈文伯教授被评为"全国老中医药专家学术经验继承工作优秀指导老师"。1993 年，时任鼓楼中医医院院长的他成立了当时全国唯一一家由卫生行政部门批准的"京城名医馆"，先后汇集了40余位名老中医，不仅为数十万的海内外患者解除了病痛，更在挖掘、总结、传承各大中医名家学术思想，培养后继人才等方面取得了巨大的成果。2003年传染性非典型肺炎流行，陈文伯教授根据中医传统理论和多年行医经验，积极建言献策，并研制了中药含漱剂和喷雾剂；2009年参与了治疗甲型流感的有效中药方剂"金花清感方"的研发，为祖国中医药事业的发展作出了突出的贡献。

在患者眼中，他是受人敬仰的圆梦者；在同行眼中，他是令人敬佩的国医大家；在学生眼中，他是从医道路的引领人。从医60多年，他始终把"医以民为天"作为座右铭，用一生诠释着"大医精诚"的真谛。

一、漫漫数十载，大家显风范

　　陈文伯教授出生于中医世家，由于家境贫寒，自幼与其父长期住在北平平民医院内，以解家中房屋拥挤的烦恼。也正由于此，他得以亲身感受先父的临诊。幼时的耳闻目睹对其一生的影响是巨大的，那些见闻在他的心里埋下了一颗强烈的种子：长大以后也当一名为穷苦人治病的大夫。特别是当他亲睹父亲无偿为邻居小孩治愈病疴，孩子家长感激地说"陈大夫送来的药救了我们孩子的一条命啊"，更坚定了他学做一名好中医的决心。

　　1949 年 6 月，陈文伯教授 13 岁，拜师于京城名医、原北平国医学院董事、北平市东郊平民医院中医科主任陈世安先生门下学习中医。从背诵《药性赋》《汤头歌诀》起步，并以《医宗金鉴》为蓝本，重点通读了《伤寒论注》《金匮要略注》《四诊心法要诀》《杂病心法要诀》《妇科心法要诀》《幼科心法要诀》等中医典籍，在此基础上通读《内经知要》《温病条辨》《神农本草经》等原著。随后，他跟师抄方，进入临床。一年四季跟师诊治感冒与热病，加深了其对《伤寒论》和《温病条辨》的理解。

1954年，陈文伯教授加入北京中医学会，成为一名预备会员，同时参加"中医讲习班"，随后考入北京中医进修学校。3年的中医理论学习，使其对中医学的整体论、内因论及辨证论治的核心理论有了系统的了解。1957年4月，陈文伯教授加入"报恩寺中医联合诊所"并担任中医师，在跟师学习的同时，还受到原北平国医学院院长孔伯华先生弟子、"中西汇通学派"刘学文和唐泽丰的指导。唐泽丰多次带来他在20世纪40年代跟师孔伯华先生的临证医案，使陈文伯教授大开眼界，获益匪浅。1958年，在卫生局的领导下，陈文伯教授参与组建北京市东城区北新桥医院。1959年冬季，北京市麻疹流行，麻疹合并肺炎的死亡率极高，其先师认为："麻疹不出致使疹毒阻肺，治疗关键在于透疹宣肺，使毒邪外出则安。"陈文伯教授运用此法，在治疗中大胆采取中药治疗，获得良效，使得死亡率大幅下降。几个月参与麻疹合并肺炎的防治工作使其认识到，看书学习固然重要，但在临床实践中的学习更重要。1960年，我国处于经济困难时期，营养不良性水肿在百姓中流行，陈文伯教授运用健脾益肾中药治疗取得良效，受到了政府的赞扬。这些经历说明，中医理论必须与临床实践相结合才能显示出它的活力。1961年，他本人罹患化脓性阑尾炎，上级医院外科主任确诊后，要求立即手术。他依据《金匮要略》"腹内有痈脓，薏苡附子败酱散主之"的记载，决意自己用中药治疗，处方为薏苡仁、败酱草、冬瓜子、蒲公英、紫花地丁、桃仁、甘草。服此方1剂痛止，2剂身安，3剂痊愈，状如常人。

1962年，应本院外科术后患者要求会诊，该患者深部脓肿术后新肉不生，形成凹陷，陈文伯教授采用外科消、托、补三大法则之补法为主治疗，1周后患者新肉迅速生长，痊愈出院。1963年，北新桥地区住着一位72岁高龄的"支饮"患者，西医诊断为"结核性渗出性胸膜炎"合并心衰，经住院治疗病情未减，出院在家，求陈文伯教授诊治。陈文伯教授本欲仿仲景先师以木防己去石膏加茯苓芒硝汤治疗虚证之"支饮"，但此时患者已心衰，动则喘促不安，仰卧及坐起时面如白纸，心悸汗出，有欲脱之势。思之良久，陈文伯教授以扶正祛邪法治之，仿仲景方，用西洋参、黄芪补元扶正，以白术、茯苓、山药健脾祛痰，重用薏苡仁化饮祛邪，每日服3次，同时频服山药粥。半月后该患者可下床行走，月余可骑自行车出行。1964年，陈文伯教授的长子1岁半，因罹患"腺病毒性肺炎"住儿童医院治疗半月余，由于呼衰合并心衰，医院多次下病危通知，无奈只好将患儿接回家中。患儿症见身热已退，唯鼻翼扇动，昏睡，哭而无声，呼吸微弱，口唇发绀，尿少，脉微细欲绝，证属邪阻心肺，正气欲脱。在先师的指导下，他急拟西洋参、西红花、桃仁、杏仁、川贝母、麦冬、五味子、甘草、蛤蚧尾煎煮后，用滴管从患儿口角处滴入，每日 6 次，每次 10 滴。3 日后，患儿睁开双眼，尿量增多，仍哭声细微，大便稀少，脉沉细弱。继以前方加山药，7 日后诸症悉减；后前方加白术、生黄芪，每日仍滴 6 次，每次增至 15 滴，调理月余痊愈。至 1969 年，由于陈文伯教授勤求古训，勇于实践，临床疗效不断提高，求诊者日渐增多。

没有全面的继承，创新就无从谈起。中医学术必须不断创新，否则就会停滞不前。陈文伯教授于 20 世纪 70 年代开始主持中医科研工作和中西医结合工作，亲自建立中医院急腹症病房。收治"石淋"（肾结石）患者时，他在总结前贤各家学说的基础上，提出"以石化石"法，重用鱼脑石、滑石、芒硝等治疗，获得良效。有 1 例患者患双肾结石，已被切除一侧肾，另外一侧肾的肾结石直径在 1.8cm 以上，无奈求助于中医治疗。陈文伯教授采用"以石化石"之中药方为主治疗数月后，结石中间断裂成两块而排出体外。直至今日，许多经中西医排石疗效不佳者，以此法治之均取得了较好的效果。对于病房收治的急性阑尾炎患者，陈文伯教授以《金匮要略》中大黄牡丹汤、桃核承气汤加减化裁治疗；对于化脓性阑尾炎，以薏苡附子败酱散为主方治疗；对于反复发作的"肠痈"（慢性阑尾炎）患者，陈文伯教授则广泛汲取各家经验，结合自己的临床实践，自拟"五子汤"（冬瓜仁、瓜蒌仁、甜瓜子仁、薏苡仁、桃仁）治疗，亦有良效。通过多年临床实践的总结，他自拟"肠痈通用方"：马齿苋、蒲公英、桃仁、牡丹皮、薏苡仁、冬瓜仁、甘草。该方治疗肠痈病屡用屡效，免除了患者的手术之苦。医院还开展了以"中药剂暴露疗法"治疗烧伤患者，其间先后收治患者800余例，其中烧伤深Ⅱ度患者进行了植皮治疗，除1例深度烧伤面积达98%的患儿因气管黏膜脱落窒息死亡外，其余均治愈出院。在治疗烧伤患者的过程中，为防止败血症的出现，从患者入院第2天起均服用陈文伯教授自拟的清心泻火、凉血解毒的中药汤剂，连服3天，无1例出现败血症，均平安渡过了烧伤高热期，为日后的治疗打下了良好的基础。陈文伯教授的这些经验在全国烧伤学术会议上进行了交流，得到了与会同道的高度评价。陈文伯教授主持的"中药石灰、大黄治疗淋病结核"科研成果获北京市科技进步奖二等奖。1971年，陈文伯教授被评为"北京市卫生系统科技先进工作者"。

1979—1981年，陈文伯教授奉调至北京市卫生局中医处，负责中医工作。在此期间，陈文伯教授对全市中医和中西医结合工作进行了调研，了解到在中医发展的大好形势下尚有诸多困难，中医人必须做到不跟风、不随流、不盲从，坚定地走符合中医自身发展的道路。

1981 年 2 月，陈文伯教授被调到北京市鼓楼中医医院担任业务院长。依据上级指示，"要把鼓楼中医医院办成名副其实的中医医院，而不是西医综合医院和中西医结合医院"。北京市鼓楼中医医院前身为煤炭部职工医院，后改为地方西医综合医院，1974 年成为中医医院，但实际上只有中医、针灸、骨科三个中医科室。他认为，要成为一所名副其实的中医医院，首先要有中医用中药来为患者治病，要有中医的病房，要有 24 小时值班的中医急诊室，要有一定数量的突出中医特色的科室，要以中医科研为龙头、中医学术为基础。他作为业务院长，身体力行，1981 年首先建立了北京市第一家中医男科门诊，1982 年举办了第一期"中医内科急症理论学习班"，为北京市培训了 50 余名从事中医急症工作的中高级中医人才。

1983 年 3 月 1 日，陈文伯教授创立了北京市第一家"中医急诊科"；科研方面，他主持立项了"药膳'合雀报喜'治疗男性不育症"的市科委科研课题，对 40 例男性不育症患者进行临床观察，经过 1 个月的药膳治疗，临床有效率达 84%，证实了药膳不仅对人体有补益作用，而且使 80% 以上的患者精子数量上升。其中 2 例服药膳后，其妻受孕；1 例原本染色体检查提示精子染色体中间断裂（其妻所生 2 女婴均因此夭折），服药膳 1 个月复查染色体中间断裂已消失。证明中药不仅可以改善精子的活动功能和生发精子，亦具备修复受损的精子染色体作用，此结果于 1984 年见报后轰动了全市乃至全国。此外，北京市鼓楼中医医院的肠道门诊、肝炎门诊、肾病门诊全部由中医师接诊患者，并设置了 50 张病床。

1984 年，陈文伯教授在重庆召开的中医急症工作会议上宣读了"开展中医急症工作的经验介绍"。同年，北京市鼓楼中医医院开展了中风、关格（肾衰竭）、真心痛（心肌梗死）的中医诊治，院内制剂室研制了多种中药制剂。如生脉饮的肌内注射和静脉给药制剂、增液汤静脉给药制剂，成功地抢救了大面积心肌梗死患者；研制了中药离子交换后保留灌肠治疗水肿病晚期（肾衰竭）患者，取得良效；治疗心绞痛的陈氏"麝香止痛酒"局部外涂，使心肌梗死患者心前区疼痛得到快速缓解；"痛经丸"使妇科痛经患者得以迅速止痛；"解毒益肝丸"治疗慢性肝炎疗效显著；"鼻通丸"治疗鼻渊病（慢性鼻炎、过敏性鼻炎）、"三才降糖丸"治疗消渴病均取得良效。特别是"定喘搽剂"，治疗哮喘有快速止喘之功，与西药氨茶碱对比，氨茶碱的肌注止喘效果不如"定喘搽剂"，静脉给药与"定喘搽剂"效果相似，从而为中医急症用药增加了新品种，且该药为外用剂型，简便易行，安全有效，外搽后30分钟即可缓解症状，60分钟后两肺啰音减少，长期应用配合内服"定喘散"，2年内大部分患者可以基本不再复发。1984年，他还担任以董建华院士为课题组长的国家级中医药研究项目"中医热病研究"北京组的副组长，该课题1986年获卫生部乙级重大科研成果奖。在总结治疗经验的基础上，陈文伯教授带领团队研制了"生精赞育"系列内部制剂，对男性不育病中的少精病、多精病、弱精病、死精病、无精病、滞精病、凝精病、畸精病、损精病等病种均有显著的疗效，对精浊、阳痿、早泄、遗精亦有较好疗效。其中，治疗精凝不育病（免疫性不育）之"抗体平"至今仍处于全国领先地位；"液化丸"治疗滞精不育（不液化）的有效率在90％以上，居国内先进水平。1987—1988年，他在《中外妇女杂志》《健康报》公开发表了"无精子症不是绝症"一文，使无精子症患者看到了曙光。成果获国家专利局发明专利1项、获批中药新药3种。

为了使中医事业后继有人，陈文伯教授在完成繁重的临床与科研任务的同时，十分重视年青一代中医人才的培养，不仅为中国中医科学院代培了3名硕士生，培养了2名在北京中医药大学学习的台湾研究生，还带出了一批全面掌握中医男科疾病诊治规律、能系统进行有关科研项目研究的中青年中医。其不仅在有关中医理论方面循循善诱，详细讲解，而且毫无保留地把自己的临床经验传授给学生们。在繁忙的临诊之余，定期定时批改、检查学生的学习笔记，帮助他们提高理论水平，鼓励他们不断总结自己的体会，在学术上勇于创新、开拓进取，还要求他们总结老师的经验，掌握国内外学术方面的最新动态，大胆开展科研项目的研究，参与学术专著的撰写工作，独立完成新课题和学术论文，并在有关国际和全国性学术会议上宣读并当场解答专家们的问题，锻炼了他们的能力。

60 年来，陈文伯教授在国内外医学杂志、报纸公开发表了"药膳'合雀报喜'治疗男性不育 40 例临床观察""生精赞育丸治疗无精子症 66 例临床报告""'抗体平'治疗免疫性不育的临床研究""中医药治疗'非典'的科学性"等学术文章 200 余篇，先后撰著了《中医男科学》，主编《中医男科丛书》《男科新论》《男科临证新探》《家庭药膳 500 例》《糖尿病药膳》，与他人合编了《中国实用男科学》《燕山医话》等专著；多次被邀请奔赴美国斯坦福大学、日本东京大学等学术研究机构讲学，内容涉及中医与基因组学及男性不育、中风、糖尿病、肝硬化腹水等疾病的中医治疗。陈文伯教授先后多次在中央电视台"中华医药"栏目、中央电视台新闻频道、北京电视台"养生堂"栏目、香港亚洲电视台等做专题采访和专题讲座。

几十年的从医历程使陈文伯教授充分认识到，要发展中医药事业，每一个中医人都必须做到"师古而不泥古"，必须要坚持继承传统，不断创新。自1991年起，他就全身心地致力于建立"京城名医馆"这一具有突出中医特色、名家荟萃的中医医疗、教学基地的工作当中。经过他的多方奔走和不懈努力，在各级领导的大力支持下，经原卫生部、国家中医药管理局和北京市政府批准，1993年"京城名医馆"正式成立，由原卫生部部长崔月犁、中医泰斗关幼波任名誉馆长，陈文伯教授任馆长，享誉京城的名老中医刘渡舟、路志正、董德懋、赵绍琴、王绵之、祝谌予、巫君玉、方和谦、陈彤云、李广均、李鸿祥、宋祚民、余瀛鳌、马在山、姚五达、钱英、刘弼臣、梁贻俊、高忠英、谢子衡等30余位名老中医先后应陈老之邀，成为名医馆专家。日本民间慈善组织"和平基金委员会"为该馆无偿资助400万元人民币。他提出并始终坚持"为患者服务、为名老中医服务"的办馆宗旨，一方面提供高质量的中医服务平台、为广大患者解除病患，另一方面为各位名老中医提供弘扬继承其学术思想和经验的阵地，使名家独特的诊疗技艺得以发扬光大，还通过为每位专家配备学术继承人的方式使名家的经验得以传承。30余年来，京城名医馆不仅为数十万计的海内外患者解除了病痛，更在挖掘、总结、传承各大中医名家的学术思想，培养后继之人等方面取得了巨大的成果。京城名医馆先后举办了多次以弘扬名老中医学术思想为主题的学术研讨会、座谈会，据此编撰了《京城名医证治精要》一书，为名老中医经验的普及与推广应用作出了很大贡献。可以说，陈文伯教授为"京城名医馆"的发展、壮大付出了极大的心血，"京城名医馆"也结出了累累硕果。目前，京城名医馆已成为享誉京城、全国乃至海外的中医奇葩，并被"国家级中医药发展改革试验区"列为重点发展项目，获得了市政府专项资金近8000万元的财政支持，完成了改扩建工程。

正是由于陈文伯教授对中医事业的突出贡献，60余年来，他先后获得了全国卫生系统先进工作者、全国老中医药专家学术经验继承工作优秀指导老师、北京市有突出贡献专家等荣誉称号，曾获"计划生育突出贡献奖""中华中医学会科学技术奖""华夏医学奖""国际医学会议铜奖"等奖项，1项成果入选中国"八五"科学成果，享受国务院政府特殊津贴；曾担任中国中医药学会外科分会男性学专业委员会主任委员、北京中医药学会男科专业委员会主任委员、中国医学气功学会副会长、北京中医药学会内科学会副主任委员等学术团体领导职务，并当选北京市第十、十一届人大代表。

"凡大医治病，必当安神定志，无欲无求，先发大慈恻隐之心，誓愿普救含灵之苦，若有疾厄来求救者，不得问其贵贱贫富，长幼妍媸，怨亲善友，华夷愚智，普同一等，皆如至亲之想。亦不得瞻前顾后，自虑吉凶，护惜身命。见彼苦恼，若己有之，深心凄怆。勿避险巇，昼夜寒暑，饮渴疲劳，一心赴救，无作功夫形迹之心，如此可为苍生大医。"《大医精诚》中的这段名言伴随着陈文伯教授六十几年来的从医生涯，坚定他解除广大病患痛苦的决心。他半逾八旬仍然在忘我地勤奋工作，从事着他深深挚爱的中医事业，为千百万患者解除病痛，为中医药走向世界而努力奋斗。他对许多疾病有独特的疗法，很多疑难沉疴在他手下迎刃而解，患者得以释缚脱艰。这除了他天资聪颖和在前人基础上不断开拓进取，更重要的是他有一颗全心全意为患者服务的赤诚之心，他不邀名射利，把"医以民为天"作为他的座右铭，并悬挂在他的诊室里。

二、传承成团队，辛勤结硕果

1981 年，随着媒体对陈文伯教授"药膳'合雀报喜'治疗男性不育症"研究成果的报道，当时大量中西医治疗均一筹莫展的男性不育症患者到北京市鼓楼中医医院就诊，甚至出现了患者挤碎挂号室玻璃的情况。陈文伯教授与医院领导决定，顺应患者需求，建立以中医诊治男性不育症为主要特色的中医男科，以周书元、尚博文、陈生等年富力强的业务骨干为核心力量，开展中医治疗男科疾病研究，后又陆续吸收了中医院校毕业生姜琳、王彤、陈红等，形成了全国最早研究中医男科的团队之一。

面对大量的患者，陈文伯教授指导其团队做了三方面的工作：一是为每个就诊患者建立病历档案，完整收集并记录患者诊治情况；二是派专人去各大图书馆收集古今中外中西医关于男性不育症的相关文献；三是陈文伯教授亲自根据初步总结的资料，研制了"生精赞育"系列药，如"温肾增精丸""益肾增精丸""滋肾增精丸""清肾增精丸""活血生精丸""通肾丸""液化丸""抗体平""清肾解毒丸""抗炎丹"（冲剂）"振阳丸""固肾丸""阳痿灵"（胶囊）等市级批准的医院内部制剂，以治疗男性不育症中的少精病、多精病、弱精病、死精病、无精病、滞精病、凝精病、畸精病、损精病等病种。几年来，团队共积累了两万余份较为完整的临床病例，制作了数千张病例摘要卡片，收集了数百份文献资料，加上逐步完善改进的固定制剂，奠定了研究工作的初步基础。在此基础上，男科团队把以前积累的病例进行了整理和分析，同时，根据病例上的地址，对北京城区的100余例男性不育患者逐一进行了回访，了解预后情况，得到了大量宝贵的第一手临床资料，并从回顾性总结这一最基本的工作做起，找出有规律性的东西，逐步上升到理论。按照这一思路，陈生、尚博文等完成了"精液异常的中医治疗""北京地区101例男性不育患者临床疗效观察"等第一批学术论文共5篇，参加了湖南沅陵首届全国中医男性学术交流会、第二届全国中医男科学术交流会和第二届全国青年中医学术研讨会，成果发表于《健康报》和《北京中医》等杂志，并有2篇被收入《男性不育与性功能障碍》一书，陈文伯教授写成了"男性病证治纲要"一文，载于《北京中医》杂志。该成果为全国领先，陈文伯教授当选了中华中医药学会外科分会男性学专业委员会主任委员，成为全国中医男科学界的学术带头人，尚博文、陈生等也相继担任了中华中医药学会外科分会男性学专业委员会委员等职务。与此同时，陈生、尚博文被确定为陈文伯教授的正式弟子，承担总结整理老师经验的任务，这些任务都有严格的控制指标，如必须完成6万字以上的学习笔记、近百份跟随老师临诊时有分析讨论的完整病例、至少在省级以上的专业杂志上发表总结老师经验的学术论文数篇或写出反映老师学术特点的学术专著1部以上等，还有严格的结业论文答辩及考核。经过3年的努力，他们以出色的成绩完成了这一阶段性的学习继承工作，得到了北京市中医药管理局的认可，被批准结业。陈生还作为优秀继承人代表，在继承工作总结会上介绍自己的学习体会。在这3年当中，他们不仅系统学习并总结了老师的治疗经验和学术成就，还系统复习了主要男科疾病的中西医相关理论，对这些疾病的诊治规律有了较为全面的认识。临床治疗男科患者，疗效也有了较大的提高。

男科团队的第一批文章发表后，原北京师范学院生物系等有关科研机构即与他们进行了联系，先后合作开展了生精赞育丸系列药物的微量元素含量测定和对动物生殖系统的影响等科研课题的研究，他们还与原冶金部检测中心等机构进行跨学科合作研究，开展了血清内分泌激素测定和精液微量元素测定等实验室检查，在没花1分钱科研经费、没添置1件设备的情况下，极大地丰富了男科疾病的检查手段，并得到了一大批新的实验数据，写成并发表了"生精赞育丸1号与 4 号治疗男性不育阴虚证机理研究""202 例无精子症临床观察报告"等学术论文，为进一步开展新的课题研究打下了基础。在进一步的研究中他们发现，许多中医课题都局限于用现代科学手段验证疗效，而现代化的检测指标对中医诊断学方面的研究较少。于是，陈生等选择了血浆睾酮这一检测指标与中医证型之间的关系作为研究对象，用随机抽样的方法选择了 109 例患者，进行了详细的分析，初步得出了患者血浆睾酮水平与中医阳气之间存在一定相关性的结论，据此写成的论文被选中参加了全国中医男性学学术研讨会，会后被收录于《男性不育与性功能障碍》一书。1991 年，在江西庐山举行的、近 700 人参加的第三届全国中医男科学术大会上，陈生作为男科团队的青年代表在会上报告了研究成果，引起了轰动，后当选中华中医药学会外科分会男性学专业委员会常务委员兼副秘书长，成为全国中医男科学界年轻的领军人才之一。

在以后的几年里，在陈文伯教授的指导下，陈生、姜琳、尚博文、王彤先后写成了 10 余篇具有较高水平的论文，将临床观察与动物实验结果相结合，证实了生精赞育丸的客观疗效，并探讨了其可能的作用机制，将中药疗效研究从临床总结拓展到了实验室研究领域。这些论文先后被邀请参加1991 年世界卫生组织（WHO）与国家中医药管理局联合举办的国际传统医学研讨会，1992 年在南京举行的首届亚洲大洋洲男性学大会以及首届全国中西医结合男科学术研讨会，第四、五、六届全国中医男性学学术研讨会等国际国内学术会议。随着学术地位的日益提高，陈生、尚博文、姜琳、王彤等在陈文伯教授的指导下，参与了《实用中国男性学》等权威男科学术专著的编撰工作，分别担任副主编和编委。陈生还与中国人民解放军海军总医院合作完成了一项有关阳痿的科研课题，获得军队科学技术进步奖三等奖。

1996 年，陈文伯教授率领男科团队，在北京举办了"第五届全国中医男性学学术研讨会"，为完成好这一任务，陈生作为学会副秘书长，与尚博文、姜琳、王彤等男科团队成员积极筹备策划，从收集论文、审查稿件、出版论文集，到邀请领导及参会人员、确定会议议程、大会组织及代表会议期间的后勤服务保障等方面，做了大量工作，会议取得了圆满成功。大会邀请了多位领导出席开幕式，100 余位来自全国各地的中医男科专家参加了会议，数十位在会上交流了经验。会后，由中国人口出版社出版了正式的论文集《男科新论》。这些工作受到了与会代表的好评和学会领导层的充分肯定。该会的成功举办为北京市鼓楼中医医院及男科团队在全国中医界赢得了极大的声誉。

与此同时，中国科学院生物物理研究所生殖生理学专家党连凯研究员开始与男科团队合作，利用生物物理研究所国内一流先进的仪器设备，在北京市鼓楼中医医院男科开展了精液超微弱发光和精子冷冻蚀刻、精子超薄切片电子显微镜观察等先进检测项目，从精子表面形态和蛋白颗粒的分布到精子内部的细胞核、高尔基体、线粒体、轴丝结构等亚细胞水平的变化都可以通过这些检测方法观测到。这些方法引入中医男科临床后，极大地丰富了男科诊疗手段，提高了男性不育症等疾患的诊断治疗水平，也为古老的中医逐步走向现代化作出了贡献。1997 年，以陈生为首的科研组承担了北京市中医药管理局课题——"抗体平对精子抗体阳性男性不育患者精子膜结构的影响"，抗体平为陈文伯教授的经验方，该课题与中国科学院生物物理研究所合作，将电子显微镜下精子超微结构的变化引入男性不育症的中医治疗领域。结果发现：抗精子抗体阳性不育患者普遍存在精子膜表面凹凸不平、蛋白质颗粒分布不均匀的现象，而服用陈文伯教授治疗免疫性不育的常用方剂"抗体平"后，该现象明显改善，说明抗体平可使患者受抗体损害的精子膜恢复正常功能。这一研究从精子超微结构的深度证实了中药治疗男性免疫性不育的临床效果，使中医药治疗男性不育症的机理研究有了很大的发展，为开发研制治疗此类疾病的新药奠定了基础，还为确立新的免疫性不育症的诊断标准、以现代高科技手段丰富和发展中医辨证论治体系作出了贡献。此后，陈生作为主要研究者，先后获邀参加了在德国科隆举行的国际远程医疗暨传统医学研讨会并作报告，获得东城区科学技术奖一等奖、中华中医药学会科学技术奖三等奖、华夏医学科技奖等多项奖励。以引进这些高科技检查手段为契机，男科团队与生物物理研究所合作，在男性不育症基础研究领域取得了进展。广东汕头、福建漳州、山东泰安、湖北鄂州、黑龙江牡丹江等地的医疗机构相继与北京市鼓楼中医医院男科建立了协作关系，男科团队不定期派人对这些医疗机构进行技术指导、疑难病例会诊及教学培训等工作，其中福建省计划生育协会漳州不孕不育治疗中心至今仍与男科保持着合作关系，陈生、姜琳、王彤、陈红等多次应邀赴漳州，为其进行培训和疑难病例会诊。目前，该单位已成为辐射闽南地区乃至福建省的不孕不育治疗中心。

　　2000年以后，北京市鼓楼中医医院男科的发展进入了一个新的阶段。一是综合实力全面提高。2000—2001年，在陈文伯教授的支持下，陈生带领男科团队先后申报了首都医学发展基金"特色科室"项目和北京市中医药管理局"北京市重点中医专科"建设项目，获得批准并按时完成了任务，通过了北京市卫生局和中医药管理局的考核。男科团队在医、教、研、防诸方面都有了较大发展，制订了较为明确的发展规划并逐步落实。二是传承研究陈文伯教授的学术经验。随着陈生、姜琳、王彤、陈红相继成为陈文伯教授传承人并结业，他们对陈文伯教授临床经验与学术思想的研究进一步深化。几位学术继承人对陈文伯教授经验的总结各有侧重：陈生重点总结了2000年前陈文伯教授诊治男性不育的理论基础和诊疗经验，收集归纳了一些陈文伯教授有特色的诊治方药，丰富和发展了中医诊疗男性不育症的方法；姜琳围绕陈文伯教授"肾命学说"的学术观点，从理论渊源、病因病机认识、治疗方法等方面总结了陈文伯教授以肾为本的主要学术思想，并总结出了陈文伯教授常用的补肾13法，对指导临床有很大意义；王彤主要针对陈文伯教授治疗性功能障碍的理论与实践进行了整理归纳，扩大了陈文伯教授经验的研究范围；陈红主要以陈文伯教授近年来的临床实践为基础，总结了陈文伯教授对中医诊治男性不育症的最新观点与经验。同时，陈生还主持了北京市中医药管理局课题"系统总结陈文伯老中医学术思想与临床经验"，较为全面地总结了陈文伯教授在中医男科领域的主要学术思想与方法，形成了3个以陈文伯教授经验为核心的男科疾病诊疗常规雏形。这些进展为进一步深化研究陈文伯教授的学术思想奠定了基础。三是团队成员的个人研究方向逐步明确，呈现百花齐放态势。姜琳以陈文伯教授经验为基础，主持申报并完成了

"辨证分阶段治疗慢性前列腺炎的临床与实验研究——计算机辅助治疗的信息化管理"的课题研究，针对慢性前列腺炎独特的病因、临床特点和结果，采用复方组合用药、分阶段治疗的方式，打破了用专方单法或基本方加减治疗的传统模式，并将计算机信息管理技术应用于各个治疗阶段的指标综合判断和辨证用药指导，强调突出实验的标准化、规范化，保证了实验的准确性和可重复性，充分体现中医辨证论治的科学性和灵活性，被东城区科学技术委员会批准并获得了资金支持，研究报告发表于《北京中医》（现《北京中医药》）。陈红主持"精滞不育（不液化症）的中医诊治规律研究"通过前瞻性研究，将以陈文伯教授经验为基础的中医治疗精液不液化不育症方法进一步规范，为形成该病中医诊疗规范作出了贡献，研究报告发表在《北京中医药》杂志。王彤则利用兼管医院科教的职务特点，在科研管理与人才培养方面形成自己的特色，先后申报了全国中医药高等教育学会临床教育研究会课题——"中医师承教育在中医专业本科阶段教学应用研究"课题获得批准，系统研究中医师承教育的特点与规律，为日后成功申报陈文伯名医传承工作室（站）奠定了基础。四是发展方向由单纯治疗男科疾病向防治结合与男性保健研究方面综合发展。陈生针对男性病患者特殊的心理生理变化情况，对男性生殖与性保健、性心理、亚健康状态进行了深入的研究，总结出一套男性患者常见的不良心理状态和生活方式及其病理变化基础，并提出相应的对策及行为疗法指导，应用于临床。对改变患者的心理状态，及时干预不利于疾病康复的不良生活方式起到了很大作用，从而显著提高临床疗效，团队因此完成了"'心理性'性功能障碍的原因与治疗对策""男科疾病的中医调护"等文章。五是加强了在中医男科理论方面的综合研究。姜琳先后发表了5篇文章，对《推求师意》《傅青主男科》《张聿青医案》《王九峰医案》等医著及民国时期安徽新安医学代表医家王任之的男科学术思想进行了深入的探讨，挖掘出了许多以前未被重视的理论与观点。陈生系统地整理了马王堆出土文献、《黄帝内经》，汉、晋、唐、宋、元、明、清直至1966年历代中医医家对性功能障碍的论述，并在相关讲座与报告中广泛引用，得到了大家的好评。这些工作引起了中医男科学术界的高度重视，其中在《生殖医学杂志》发表的"不育症患者精子尾部超微结构改变化的观察""正常和不育精子头冷冻蚀刻复型膜、超薄切片的电镜观察"两篇文章，对男性不育患者精子超微结构的形态学表现进行了分析，提出了部分男性不育患者除一般光学显微镜下呈现异常外，可能存在精子超微结构损害的论点。六是男科团队为将这些现代医学高新技术引入中医研究领域进行了探索。王彤领衔申报北京市中医药科技发展资金项目"男性不育症患者精液自由基与中医证型相关性研究"获得批准，该课题将精液自由基检测与中医辨证相结合，探索现代医学检测值与中医证型之间的对应关系，丰富和发展了中医男科辨证论治体系。七是男科团队在学术界的地位与影响力不断提高。陈文伯教授在男科领域德高望重，深受尊敬，担任中华中医药学会外科分会男性学专业委员会主任委员等多项职务，后因年龄原因逐渐退出学会领导岗位。陈生、姜琳分别成为北京市中医药管理局"125人才培养计划""学科带头人""临床专家"培养对象，成长为中医男科领域有一定影响的专门人才。近 10 年的国内外中医或中医西医结合男科学术会议中，男科团队均有文章入选，陈生、姜琳、王彤、陈红等先后在"2007 世界中医男科学术大会""2009 世界中医男科学术大会""首届海峡两岸中医男科学术论坛暨世界中医药学会联合会第四届男科学术大会、国际中医男科第六届学术大会"等中医男科学术领域最高水平讲坛作经验介绍或专题学术报告，得到了学术界的高度评价。

随着综合实力的不断提升，男科团队承担的任务也日益多样化。2003 年重症急性呼吸综合征（SARS）流行期间，王彤、陈生被医院选为 SARS 临床治疗中医专家组成员。王彤作为第 1 批抗击 SARS 的医务人员，直接进入了 SARS 病区，参加 SARS 患者的救治与科研工作；陈生作为专家组成员承担了国家中医药管理局、北京市中医药管理局科研课题的设计、方案制订、质量控制及 SARS 病区大量原始资料的整理总结工作，出色地完成了任务。2003 年 2 月—2005 年 6 月，陈生作为唯一一位来自二级医院的医生，先后 3 次被国务院侨务办公室选为国家中医专家团成员赴泰国、印度尼西亚和新加坡讲学，与当地中医专家进行了广泛的学术交流，并为旅居 3 国的华侨、华人义诊及健康咨询，还深入印度洋海啸重灾区泰国普吉为华侨、华人提供高质量的中医服务，诊治了大批华人及当地群众，受到了当地群众的热烈欢迎。3 次访问交流分别得到了中国驻 3 国大使馆及国务院侨务办公室有关领导的肯定和赞扬。2005 年 7 月，国务院侨务办公室专门发文致谢北京市卫生局，对陈生等中医专家团成员的工作给予高度评价。回国后，陈生的总结性文章发表于国务院侨务办公室《侨务工作研究》杂志 2005 年第 1 期。在国外访问期间，陈生先后被泰国曼谷泰纳康宁医院、新加坡同济医院聘为中医顾问，并于 2003 年 10 月应泰国中医师总会等单位邀请，再次赴曼谷进行了学术交流。在教学方面，男科团队几乎每年与北京中医药学会、中国中医科学院培训中心等单位合作，举办了多期计国家级和省市级继续教育学分的中医男科学习班、研修班、学术讲座等，参加学员数百人次，接受包括韩国等国家和地区及国内各省市进修学员数十人次。2004 年，陈生在国家图书馆中医药传统文化系列讲座中主讲了前列腺增生的中医诊治。陈文伯、陈生、姜琳应邀担任"中医药在线"网络教育中医男科课程的讲师，主讲男性不育、阳痿和前列腺疾患等疾病的中医治疗。2005 年起，陈生、姜琳受邀担任北京联合大学特殊教育学院、北京培黎职业学院的兼职教师，在两校讲授中医外科学课程，每年各60 课时，并在两校举办了系列中医男科讲座，受到学生们的欢迎。

此外，男科团队还广泛参与了面向社会公众的中医药健康知识宣传活动。2000 年，陈生、姜琳、王彤、陈红与陈文伯教授一起，利用北京中医药学会男科专业委员会与北京人民广播电台、中央人民广播电台合作的机会，在两家电台主持中医男科疾病预防保健讲座 40 余小时，每周 1 次，连续播出 1 年，听众不计其数，电台方面给予了较高的评价。近年来，他们多次在中央电视台、北京电视台、微软网络服务（MSN）名医讲堂、"魅力中国"网络电视台、搜狐网站、东城区政府在线、《健康报》《中国中医药报》等公众传播媒体上，主讲中医保健知识，并参加"中医名科进社区""中医中药中国行""北京中医药文化节""北京中医药文化宣传周"及国家中医药改革发展试验区地坛养生园中医药咨询等社会公益活动，深入机关、科研单位、武警营区和街道社区，举办中医健康讲座，提供健康咨询。陈文伯、陈新等还完成了《孕育之中医调理》《中成药保健康》两部音频科普著作，由中国人民大学音像出版社出版，为在社会公众中普及正确的中医知识作出了贡献。其中，陈生被中华中医药学会授予"全国百名优秀中医科普工作者"称号，并被北京市卫生局（现北京市卫生健康委员会）选为"北京健康咨询专家。"

近20年来，由于在各项工作中业绩突出，男科团队陈生先后被授予"北京市先进工作者""北京市跨世纪优秀人才""东城区有突出贡献的优秀知识分子""东城区优秀青年知识分子"称号，姜琳被授予"东城区优秀青年知识分子""东城区跨世纪优秀人才"称号，王彤被授予"北京市经济技术创新标兵"称号。2006年，在北京市中医药管理局与《北京晚报》联合举行的"群众喜爱的中青年中医"评选活动中，经群众投票，陈生获得"北京市优秀中青年中医"称号，并先后当选东城区第十届政协委员和北京市第十二、十三届人民代表大会代表。

三、薪火再相传，谱写新篇章

2007年4月，为了贯彻落实"北京市人民政府关于促进首都中医药事业发展的意见"文件精神，进一步做好中医药专家学术经验传承和研究工作，北京市中医药管理局启动了"北京中医药'薪火传承3+3工程'实施方案"，其主要内容包括：经过3年左右时间，建设一批反映名老中医学术思想、临床经验传承发展的工作室（站），建立名老中医学术继承、反映名老中医经验的特色服务、人才培养、学术交流及文化展示等平台，探讨名老中医学术思想的渊源，形成名医传承脉络图，收集整理相关资料，归档备份，总结名老中医临床经验，提出其创新发挥和临床价值，出版经验汇编；建立本站传承谱系，收集整理传承人的资料，形成长久跟踪研究机制。设立专科门诊，独立门诊记录档案；设立优势病种的特色诊疗项目并逐步完善，将老师的临床经验转化为可推广的临床诊疗规范；适时开发名老中医验方，并逐步推向市场。建立多种模式传承，培养优秀的学术继承人团队，并吸收室（站）外人员参加，逐步扩大名医传承队伍，举办并参加本室（站）及其他全市性"名师大讲堂"，不断提高继承人的中医学术水平。举办室（站）间学术交流，建立信息平台，定期上传文献资料，创立统一刊物，建立医案评价制度，就相关学术问题展开讨论，增强各室（站）在国内外的影响及辐射作用，并设置独立的名医传承室（站）场所，房屋布置突出文化内涵，采用现代声像采集技术，积累相关资料，收集相关艺术作品，恢复毛笔病案书写，每年 100 张，并注重医学文献和医史文物收集。

根据以上要求，陈文伯教授及其传承团队在医院领导的支持下，以姜琳为主要负责人，向北京市中医药管理局提出了建立"北京中医药'薪火传承 3+3 工程'陈文伯名医传承工作站"的申请。由于具有 3 届名老中医学术经验继承人组成的实力较强的人才团队，且当时 3 名学术经验继承人仍在北京市鼓楼中医医院中医男科一线工作，有较高的临床、科研与学术继承研究能力，承担并完成过多项省市区级科研课题，已完成了部分陈文伯的学术经验与学术思想总结，积累临床病历 6 万余份，并有 1 人获得中华中医药学会"中医药传承高徒奖"，具有进一步继承研究的基础，建立工作站的申请得到了批准。

本站建设获得批准后，北京市鼓楼中医医院领导给予了极大的支持，在医院面临基建、经费及业务用房十分紧张的情况下，研究组设置了专门工作室，添置了办公家具和数百册图书和光盘等资料，并购置了电脑、摄像机、照相机、录音笔等现代化信息收集整理设备。同时，工作站成员王彤、陈红2人入选了全国老中医药专家学术经验继承人名单。这些为课题的开展提供了坚实的组织、人员及物质保障。

在此良好的环境基础上，工作站主要做了以下工作：一是收集整理相关古代医家论述，结合陈文伯教授经验总结归纳其理论渊源。二是每次陈文伯教授门诊及病房会诊时安排专人跟师记录，为陈文伯教授诊治的每位患者建立完整的门诊病历并保存，完整收集整理陈文伯教授在日常临床工作中的第一手资料。三是整理几十年来积累的大量病历资料，选取有代表性的典型病历加以总结归纳。四是利用诊余闲暇，请陈文伯教授介绍相关经验，录制音像资料，原汁原味地保存，事后加以整理。五是经常召开专门会议，在陈文伯教授的带领下，就传承工作进行阶段性总结，发现问题，及时提出解决方案，纠正偏差。六是每年五一、十一假期，工作站成员都跟随陈文伯教授赴河北农村义诊两次，在为农民提供医疗服务的同时，在实践中总结陈文伯教授的经验，同时，使大家能更多地接触农村患者，丰富临床实践经验。现已坚持数年，成为惯例。

与此同时，工作站还积极利用各种机会，学习借鉴其他单位在继承工作中的经验。2009年5月31日，在北京市鼓楼中医医院领导的大力支持下，由陈文伯名医传承工作站主办，与北京藏医院、京城易安中医门诊部、陈慎吾名医研究室、方和谦名医工作室、许润三名医工作室、北京勃然制药有限公司联合举办的"2009中医继承与发展论坛"在北京康铭大厦举行。论坛由陈文伯名医传承工作站负责人姜琳主持，各主办、协办单位有关人员80余人出席了论坛。相关领导先后发表了讲话，对论坛的召开表示了祝贺。随后，5位年过七旬的国家级名老中医方和谦教授、许润三教授、余瀛鳌教授、陈大启教授、陈文伯教授先后就中医如何继承与发展创新，以漫谈的形式发表了专题演讲。其中，方和谦教授结合《伤寒论》相关论述，就中医应如何继承并更好地突出其学术特点、发挥优势与特色谈了自己的看法；许润三教授结合中医妇科临床实际，提出了在用药规律方面继承与创新的问题；余瀛鳌教授从介绍历代中医临床文献的角度，对继承与发展谈了自己的看法；陈大启教授就中医理论继承中被忽视的"六欲"问题及其在临床中的重要性提出了自己的观点；陈文伯教授从历代医家及其理论的特点入手，梳理了中医几千年来继承与发展的脉络。这些内容以非学术报告式的生动语言，高度凝结概括了各位老中医的学术特点与临床实践中的体会，使听众在较短的时间内了解了老师们在中医继承与发展创新方面的真知灼见，受到了听众的热烈欢迎。演讲结束后，北京藏医院黄福开院长、3位来自北京市鼓楼中医医院和北京藏医院的中青年中医就老师们的演讲内容及中医继承工作分别谈了自己的体会与看法，形成了台上老师与台下听众互动、老中青3代中医相互交流、共同促进中医药事业不断发展的良好局面。此次活动中，国医大师方和谦老先生抱病出席，会后不久即辞别人世，工作站的影像资料中记录了老人家在最后时光对中医发展的殷切期望，其中许多真知灼见使与会人员受益匪浅。对与各室（站）研究工作的比较加深了我工作站成员对陈文伯教授经验的理解与认识。

另外，工作站还利用参加国际及全国性学术会议的机会，不断与各地专家进行交流。一方面，将工作站的研究成果诸如"陈文伯中医男科病证结合学术思想研究""浅谈《推求师意》的男科学术思想""浅谈《张聿青医案》的男科学术思想""男性不育症的中医诊察要点""男科疾病的中医调护"等介绍给与会专家；另一方面，工作站虚心学习徐福松、王九源、王琦等老师的学生们在继承工作中的经验，将其中有益的方法与经验借鉴到自己的工作中，不断完善工作站的研究工作。2011年底，工作站成员陈生、姜琳、王彤利用参加学术会议的机会，访问了男科名老中医、南京中医药大学徐福松教授的传承工作室，与工作室成员进行了工作交流，达成了合作开展相关研究的初步意向。

除此以外，工作站还以陈文伯教授成熟临床经验为基础，开展某些疾病的中医诊治规范和诊断依据的临床课题研究。如由研究组成员陈红领衔、经东城区科学技术委员会立项批准的"精滞不育（不液化症）中医诊治规律研究"，不仅为建立该病的中医诊疗规范奠定了基础，而且对工作站的继承工作进行了实践层面的充实与拓展，对在临床实践中推广名老中医经验起到了积极作用。又如研究组成员王彤领衔主持的北京市中医药管理局课题"男性不育的中医证型与精液自由基的相关性研究"，在依据陈文伯教授辨证分型经验的基础上，与中国科学院生物物理研究所合作，将精液自由基检测方法应用于中医辨证分型过程中，通过总结中医各证型精液自由基水平的变化规律，探讨陈文伯教授对男性不育辨证分型的机理，进而为丰富和发展中医辨证手段、逐渐改变中医辨证仅依赖望闻问切传统四诊的状况作出了探索。

在编写陈文伯教授经验集的工作中，他亲自制定了编写大纲及样稿范本，并对每人的工作做了分工，每人按计划完成相关工作。后按出版社的要求，在书中突出陈文伯教授经验特色，"把笔墨重点放在了医家最擅长治疗的病种上面，而且独特经验不厌其详，医家的用药、用方特点重点介绍，写出了真正临床有效的东西，写出'干货'"。陈文伯教授对原内容做了大幅度修改，在男性不育、性功能障碍、癃闭等男科疾病总结的基础上，添加了诸如哮喘、鼓胀、消渴、厥证、肿瘤等内科疾病治疗经验总结。在本研究过程中，陈文伯教授发挥了极其关键的作用。本来，陈文伯教授作为导师，提供资料并对课题组做些原则性的指导，在内容上把把关即可，但出于对中医事业继承发展的高度责任感和对继承人的关心爱护，他对此工作极为重视，付出了大量心血。课题启动之初，即亲自执笔写出了编写大纲及规范样稿，指导课题组进行了合理分工，并制定了督促检查规划，研究开始后，他为了更多地向课题组人员介绍自己的体会，带课题组人员出门诊时，几乎对每个患者的病情均详细分析，便于工作站成员理解其辨证与用药经验的核心实质。诊余闲暇，多次组织课题组成员就专门论点介绍经验，方便课题组录制音像资料。应出版社要求，陈文伯教授更是亲自动笔充实完善，补充内容的大部分重要篇幅由他执笔完成，课题组成员做辅助性工作，使内容真实准确地反映了陈文伯教授的学术思想与临床经验的原貌，高质量地完成了著作的编写任务。2009 年，反映陈文伯教授学术思想和临床经验的学术专著"十一五"国家重点图书"中国现代百名中医临床家丛书"《陈文伯》由中国中医药出版社出版。

　　2009 年，正值陈文伯教授从医 60 周年，工作站在北京市鼓楼中医医院领导和中国发展战略学研究会的大力支持下，为陈文伯教授举办了大型纪念活动，发行了"陈文伯60年"纪念画册，中医药界、文化界、科技界知名人士，陈文伯教授的好友与弟子共300人参加。会上，鼓楼中医医院康国荣书记介绍了陈文伯教授从医60年的辉煌经历，中国发展战略学研究会和中医药管理局领导对陈文伯教授表示了祝贺，并对陈文伯教授经验的传承提出了期望与要求。

2011年，在基本完成北京市中医药管理局规定的工作站建设任务以后，工作站根据自身建设情况，在鼓楼中医医院领导的支持下，启动了二期建设方案。其中心是在以往主要总结陈文伯教授男科经验的基础上，将研究范围扩大到陈文伯教授关于内科、外科等其他科经验的研究领域。为此，通过公开招聘的形式，经基础理论考试及综合考核，吸收了王伟东、乔会秀、李怀、王琳4名内科中青年业务骨干参加工作站的研究。随着人员的充实与研究领域的拓宽，陈文伯教授关于治疗过敏性鼻炎、糖尿病足及肿瘤等各科杂病的总结工作陆续启动。王伟东主持的"陈文伯教授经验方鼻炎滴剂治疗过敏性鼻炎临床观察"获得东城区科学技术委员会批准立项，现已进入实施阶段；李怀主持的以陈文伯教授经验治疗糖尿病足的研究项目也已进入申报程序；陈文伯教授治疗内科疾病的病历收集整理工作也已全面展开，目前已收集病历及图像资料数百份。在此过程中，陈文伯教授不顾年事已高，不仅帮助传承人设计观察方案，并亲自指导王伟东、李怀、王琳等制作药物，示范制作流程并讲解工艺要求。在陈文伯教授的指导下，规范制作的科研观察药物已基本完成。这样手把手地传帮带教，不仅让传承人了解了治疗机理，还掌握了一定的药物制作技艺，提高了传承人的综合能力。

除上述几项主要活动外，几年来，工作站在北京市鼓楼中医医院领导的支持关怀下，以传承名家的学术思想为中心，以平台建设、机制创新和制度创新为重点，多角度、多方位开展建设5个平台工作，打造"陈文伯名医传承工作站"项目品牌，建成可不断自我完善的学习型组织，成为集医疗、教育、科研、科普一体的示范基地，促进了陈文伯男科学术思想和临床经验的共享和传承。工作站先后举办了"中秋学术传承沙龙""陈文伯学术经验研讨会"等多场各级各类学术活动，培育了一批传承骨干。在参加工作站建设的同时，王彤、陈红完成了第4批全国老中医药专家学术经验继承人的任务，通过了国家中医药管理局的考核，被批准结业。工作站还广泛采用现代声像采集技术，记录陈文伯教授的工作生活及学术活动，目前已收集整理了各工作室（站）学术交流会、陈文伯学术经验研讨会、陈文伯教授60年从医纪念、陈文伯教授收徒、下乡义诊等影像资料，并收集充实了陈文伯教授相关书法、绘画作品及毛笔处方医案等反映中医文化特色的作品数十件。工作站还以提高临床服务水平为重点，把陈文伯教授在诊疗男科、内科疾病上的理论创新和用药规律应用于临床，制定了以突出陈文伯教授学术思想为特色的男性不育症等男科疾病的中医诊疗规范，以医院内部制剂的形式开发了陈文伯教授经验处方，目前共有14个医院内部制剂被药品监督管理局批准应用于临床。工作站还将名老中医学术经验继承与现代科学研究手段紧密结合。一方面，不断对陈文伯教授的经验通过现代化的实验方法加以证实，提高临床实践水平；另一方面，不断通过实践，将现代医学的诊断学指标与中医辨证分型的方法相结合，进一步拓展和丰富完善中医诊断与辨证体系，先后承担并完成了以陈文伯教授学术经验为核心的国家级、省市及区级立项课题多项，获中华中医药学会科学技术奖、华夏医学科技奖等奖励多项。发表相关论文多篇。

基于在北京市名医传承工作站取得的成绩，2011年9月，传承团队根据自身情况，在北京市鼓楼中医医院领导的支持鼓励下，向国家中医药管理局申请成立"全国老中医药专家传承工作室"，2011年底获得国家中医药管理局批准。至此，团队共有正式成员陈生、姜琳、王彤、陈红、王伟东、乔会秀、王琳、李怀、陈新、仇戊辰等十余人，按照国家中医药管理局和北京市中医药管理局的要求，把陈文伯教授的学术思想与临床经验的传承工作不断推向更深层次和更高水平。

工作室建设启动后，传承团队的工作有了新的进展。王伟东撰写的"陈文伯喘病诊疗经验"一文被《北京中医药大学学报（临床版）》正式录用。陈生、姜琳、王彤等多次参加中华中医药学会男科分会、世界中医药学会联合会男科专业委员会、中国民族医药学会男科分会等组织的学术大会，陈生还多次承担年北京市级医学继续教育项目。以王彤为主要研究人的北京市中医药科技发展资金项目"邓成珊名中医学术思想研究"现已结题。为了在北京市鼓楼中医医院内外更大范围普及推广名老中医药专家陈文伯的学术经验和技术专长，利用现有传承工作室（站）平台，培养更多高层次中医临床人才，继承与发展中医药学术，工作室（站）启动了招收短期学员进站研修工作，其中李汇博、孙晨、李洁已完成相关工作，顺利出站，成为团队的正式成员，参与陈文伯教授经验的传承研究工作，并分别成为内科、儿科、皮科骨干，推广应用陈文伯教授经验，取得了相应的成绩。2012年8月，郑乘龙到北京市鼓楼中医医院工作并在男科转科学习，在此期间，他深受陈文伯教授事迹影响并励志从事中医男科事业。2015年，丁中日友好医院规培结束的郑乘龙主动要求加入陈文伯传承工作室，跟师陈文伯教授，为团队注入新鲜的血液。在陈文伯教授晚年生活和工作中，郑乘龙常伺左右，直至陪伴陈文伯教授到最后一个门诊，并悉心照顾其生活点滴。得益于陈文伯教授的鼓舞和指导，郑乘龙专注于中医男科的学术和临床研究，主持首都卫生发展科研专项自主创新项目（2022 年）、北京市中医药科技发展资金项目（2020 年）、国家中医药综合改革试验区项目（2018 年），并以骨干参与国家自然科学基金、国家科技部重点研发专项等项目，梳理陈文伯教授学术思想和临床经验，在国内外知名杂志、期刊发表多篇论文，其中第一作者发表 SCI 论文 8篇，参与编写《实用中医男科学》《国医大师养生智慧集萃》等著作，多次配合陈生、姜琳完成"陈文伯教授治疗男性不育症学术思想和临证经验培训班"等国家级和北京市级医学继续教育项目。

四、证为医之魂，补肾法阴阳

陈文伯教授从医 60 余年，精于内科和男科，对哮喘、糖尿病、肝病、老年性疾病，以及男性不育症、男性性功能障碍和前列腺等疾病有广泛而深入的研究，对上述疾病的诊治规律有许多独到的见解，取得了十分满意的临床疗效。他在学术上也颇有建树。几年来，传承团队对其主要学术思想进行了初步研究，目前尚不完善，仅就已完成的部分总结如下。

1. 重视补肾，倡"肾为本中之本"

陈文伯教授数十年来博览群书，特别宗《黄帝内经》"肾藏精"之旨，重张景岳"燮理阴阳"之学，聚历代诸家之说，倡"肾为本中之本"，提出肾乃人体 13 项重要功能之本。他认为，人体的形成是肾所藏之精互相结合的结果，是生命存在的基本物质基础，无此基础则人无以构成与存在，故曰肾为生命之本。人生成之后，其生长与发育亦与肾藏之精密不可分，女子以 7 年为一阶段，男子以 8 年为一阶段，先后出现齿更发长、真牙生而长极、筋骨坚强隆盛、肌肉壮满、身体壮盛等发育现象，表明了肾精的充盈对人体成长的重要作用，故曰肾为人体生长之本。女子二七（男子二八）肾气盛，天癸至，任脉通，太冲脉盛（精气溢泄，阴阳和），月事以时下，故能有子；七七（男子八八），任脉虚，太冲脉衰少，地道不通（精少，肾脏衰），故形坏而无子，说明男女是否具有生殖繁育能力取决于肾的盛衰，故曰肾为生殖之本。赤子骨弱筋柔而握固，未名牝牡之和而峻作，精之至也，终日号而不嗄，和之至也（老子），而男子五八（女子五七），则肾气衰，发堕齿槁，八八（女子七七）肾脏衰，形体皆极（形坏），则齿发去，身体重，行步不正，说明"人之盛衰，皆本于肾"（张景岳），故曰肾为人体盛衰之本。张锡纯云"元神随督脉下行至精室，与元气合而化精"，表明人体的精髓、元气、精室、睾丸与精之化生皆为肾所主，故曰肾为生精之本。张景岳释《黄帝内经》膀胱藏津液、司气化功能时云："所谓气化者，即肾中气化也。"表明体内津液之代谢与气化虽为膀胱所主，但依赖于肾气之盛衰，只有肾气充盈，膀胱方可正常司职气化而开阖有度，故曰肾为膀胱气化开阖之本。《难经》云："肾主液，入肝为泣，入心为汗，入脾为涎，入肺为涕，自入为唾。"表明人体之五液代谢虽由五脏司职，但终归均为肾所主。有元则生，无元则死，而元阴元阳之盛衰亦取决于肾，故曰肾为阴阳二气之本。人体一身之气，虽为肺所主，然肺呼吸之气，须下纳于肾，方可出入有序，升降有根，肾主纳气，乃诸气之根，故曰肾为气之本。肝虽藏血，但精血同源，精可生血，精充则血旺，且"命门为精血之海"（张景岳），肝血不足，亦须滋肾以养肝，故曰肾为生血之本。《素问·水热穴论》云"肾者至阴也，至阴者盛水也"，说明水之代谢为肾所主，虽有脾肺参与，但其标在肺，其制在脾，其本亦在于肾，故曰肾为水液代谢之本。肾者，主蛰，受五脏六腑之精而藏之，故五脏盛乃能泻，表明人体诸精只有很好地封藏于肾，方可使五脏六腑之精气正常输泻，功能正常发挥而人得以生存，故肾为封藏之本。《难经》云"命门者，精神之所舍也，男子以藏精，女子以系胞，其气与肾通"，而"命门者先天之火"（陈士铎），为阳气的主要来源，人体脏腑、经络、九窍、百骸无不受之温化而发挥功能，表明肾所主命门之火（阳气）对人体的重要作用不可取代，故曰肾为阳气之本。《沈氏妇科辑要笺要》指出："女子二七，男子二八，肾气始盛，而肾水乃足。盖人身五脏属五行，惟肾生最先，消退最迟，肾衰独早。故孩提能悲能喜能怒能思，而绝无欲念……迨肾气衰，癸水绝，则欲念自除矣。"说明性欲的产生依靠肾气的旺盛与天癸的启动。肾未盛、天癸未至之孩童与天癸竭、肾气已衰之老人并无性欲，故曰肾为色欲之本。

据此"十三本"之说，陈文伯教授提出了"肾为本中之本"的论点，并广泛应用于临床实践，形成了以重视补肾为特色的辨证论治学术思想体系。治疗诸如地中海贫血等以气血两虚为主的病证时，在养肝血、补脾气的基础上，加入补肾填精之品，取得了较单用益气养血法更好的疗效；对心悸失眠诸证，则以养心安神治其标，益肾养元治其本；胸痹心痛，则以理气活血、宣阳通痹治其标，温肾助阳、填精补元治其本；治疗哮喘，则在以麻黄、细辛、杏仁、半夏宣肺化痰逐饮的基础上，加用蛤蚧益肾纳气以平喘；治疗肝风颤动（帕金森病），则在用天麻、钩藤、羚羊角、珍珠母平肝息风之同时，以生地黄、熟地黄、制何首乌、鳖甲等益肾填精、滋水涵木以止颤。总结归纳，这一体系的特点为在准确辨证的基础上，根据治病必求于本的原则，强调补肾在诸治法临床应用中的重要作用，这是陈文伯教授的主要学术观点之一。

2. 强调病证结合，突出中医特色

陈文伯教授认为，"病"为医之纲，"证"为医之魂。病名是在临床实践中依据疾病病位、病性、病因、病机、病状的特点，通过分析综合判断总结为"病"名；而"证"是在疾病发生、发展以及转归的不同阶段，人体变化实质的具体反映；只有抓住"证"的特点，才能够抓住疾病的实质；只有抓住"证"这一规律性的认识，才能不断发现新的疾病的发展规律；也只有不断地发现新的"证"的规律，才能使中医学有质的飞跃性发展。以"热病"而论，《伤寒论》的"六经"辨证，《温热论》的卫、气、营、血辨证，《温病条辨》之"三焦"辨证都是热性病的规律性认识，对中医学的发展起到了极为重要的推动作用。再者，阴阳两纲，表、里、虚、实、寒、热之六要素在当今男科疾病的诊断治疗中仍然起着重要的指导作用。例如，前列腺是男子的附性腺体，中医称为"精室""精宫"，属于男子的"外肾"生殖系统，中医依据"精宫"的临床表现特点，将急性细菌性前列腺炎、慢性前列腺炎症分别立名为"淋浊""精浊"，既指明了病证，又指出了病位，以此与中医"五淋"相区别。因为中医认为"精浊"出于"精窍""精道"，病在心肾；而淋病出于"溺窍""溺道"，病在肝脾。这决定了"淋病"与"浊病"不同的辨证论治。

此外，中医病名不仅有其客观的依据，而且符合中医辨证理论体系。作为系统的中医药理论体系，中医病名与中医病证是不可分割的一个整体。例如"遗精"，中医有"梦遗"与"滑精"之别。梦遗者，其证以心肾不交、阴虚阳亢多见，表现为实证；而"滑精"以肾气不固为主，表现为虚证。为此，中医治病、立法、处方必须以中医病名为"纲"，以中医辨证为核心才能取得良好的疗效；而西医的病名只能附在中医病名之后，作为诊断疾病的参考，否则中医病证结合的理论体系将被割裂，中医将成为无"病"可依、无"证"可辨的残缺不全、支离破碎的医学体系。

陈文伯教授认为，中医与西医都有几千年的医学史，是两种不同的医学体系，两种医学理论可以相互交流补充、渗透、借鉴和发展，但不可相互代替，如果硬性规定哪一种医学体系必须被取消，将会给人类的身心健康，乃至生命带来不可弥补的损失。如"精浊"，西医称为慢性前列腺炎，中医辨证认为其有热寒、虚实之区别，用药必须遵循热者寒之、寒者温之、虚则补之、实则泄之辨证用药的基本原则，方能取得良效，单药治疗的疗效将大大降低，甚至使病情加重。

陈文伯教授还说，世界上一切事物都是多元的，那么医学体系为什么就不可以多样化地为人类健康服务呢？而客观上，医学体系就是这样丰富多彩、变化无穷的，为人类所认识、运用。所以，中医必须坚持病证结合、辨证论治的理论体系，切不可步全盘西化、消灭中医之后尘，只有进一步发展中医药这一独特的、科学的理论体系，才能使之立于世界医药学理论体系之林。

3. 辨证施治，万法宗阴阳

陈文伯教授在几十年的医、教、研实践中，始终坚持贯彻中医辨证论治这一原则体系。他认为，辨证论治是中医理论体系的灵魂，中医之所以能够存在，不仅仅是因为中药治病有疗效，更主要的是中医辨证论治的理论体系从宏观、动态的角度出发，全面反映了疾病的发生、发展及转归的客观规律。这就是为什么近百年来，世界各国的传统医学几乎全部灭绝，而只有中医这一医学瑰宝仍然存在于世界医学之林的根本原因。以"同病异治"为例，早年有许多同样因为大量使用棉籽油而致的少精子症，有些患者属于阴精受损严重，以益肾填精法为主多可治愈，而有些患者属于阳气不足，则多以温肾兴阳法为主治愈。这是目前现代西医理论尚不能完全解释的。所以陈文伯教授常说，实践证明，中医的理论体系是目前西医所无法代替的，有着自己的特色与优势，我们必须坚持这一特色，保持自己的优势，不断开拓进取，使中医理论不断发扬光大。

《黄帝内经》曾指出："阴阳者，天地之道也，万物之纲纪，变化之父母，生杀之本始，神明之府也，治病必求于本。"陈文伯教授对这一基本理论推崇备至，并将其运用于自己的临床实践。他认为："如《黄帝内经》所述，阴阳两大物质系统的对立统一及变化是宇宙万物一切现象的根本。在天，暑往寒来、晨昏更替等自然现象如此；在地，与之对应'生长化收藏'；在人，人体的生理与病理现象也是如此。"尽管人体的构成有脏腑、气血、津液、筋骨、经脉之分，维持人体生存的要素多如牛毛，但归结其属性皆可概括为阴阳两大物质系统，并时刻处于运动与变化之中。其动态的平衡与稳定，是人体功能正常运转、维持健康状况的保证，也就是《黄帝内经》所说的"阴平阳秘，精神乃治"。而一旦外感六淫或疫疠之气（含空气、食物、水及现代电子设备辐射等污染）、七情过度、饮食不节等内外因素破坏了阴阳两大物质系统的动态平衡与稳定，就会发生各种疾病。换句话说，一切疾病的发生都是阴阳失衡所致，疾病的发展与转归虽变化多端，但依然是阴阳某一方偏盛偏衰的结果。因此，治疗各种疾病，都应从纠正阴阳偏盛偏衰这一基本病理变化入手，方能药到病除，效如桴鼓。这一点应贯彻整个辨证治疗过程。例如，陈文伯教授在治疗因阳气不足而致的少精不育症时，多以温阳益肾之剂治疗 1～3 个月，在患者自述症状明显改善、精子数量亦明显升高后，非按一般常法，效不更方，而是逐渐减少温阳之品，适量加入育阴之剂。他曾特别指出："温阳法治疗使阳虚患者体内阴阳达到相对平衡，继续用温阳药就会出现阴虚阳亢之势，使病情又趋加重，医者不可不察。"再如，一般认为前列腺炎多以湿热下注立论、清热利湿为主法治疗，但有些患者见畏寒、尿频等寒象，常规治法非但无效，反致症状进一步加重。陈文伯教授以为，此乃不审阴阳、机械套用西医思路之故。诊察任何疾病，虽有西医诊断，但皆应以中医理论指导，辨明寒热虚实，了解其阴阳盛衰，寒者温之，虚者补之，调和阴阳大法贯穿治疗始终，不能仅凭西医诊断即遣方用药。此乃陈文伯教授重视"燮理阴阳"的主要治疗思路。

　　近 20 年来，陈文伯教授指导其传承团队将这一思路广泛应用于中医男科领域的实践之中，取得了较为明显的效果。例如，男科常见的男性不育是一种涉及多学科、多病证的极为复杂的疾病。其涉及内科病种中的心病、肝病、脾病、肾病、肺病，外科病种中的痈疽、痔疮、湿疮，以及性传播病证等。陈文伯教授以中医"肾命学说"为理论基础，辅以西医诊断，把精液常规检查、内分泌检查等各项检验都融于中医理论之中，将男性不育分为阴阳两纲，精、气、水、火四目，依据病因、病机、病位、病性划分了近百个证型，拟定了百余种具体治法。他认为，该病的病因尽管复杂，但其根本是人体的阴阳两大物质系统的失衡，病机乃先后天、内外诸邪导致的人体精气不足。治疗此病，总的原则是调整阴阳两大物质系统的偏盛偏衰，滋添人体的水液，点燃人体生命之火，提出了育肾阴、温肾阳、填肾精、益肾气、滋肾液、助命火等主要治法，在合并兼证时，多在清热、理气、活血、祛痰、利湿、消食的同时，酌加补肾之品，注重调理诸邪气对肾的损害，并防止祛邪之剂更伤肾，研制了以治疗男性不育为主、兼治其他男科疾病的"生精赞育丸"系列药，包括"温肾增精丸""益肾增精丸""滋肾增精丸""清肾增精丸""活血生精丸""通肾丸""液化丸""抗体平""清肾解毒丸""抗炎丹""振阳丸""固肾丸""温肾举阳胶囊"13 种。在临床运用时，根据阴阳之盛衰、寒热之不同、虚实之变化、正邪之强弱，严格按照中医辨证施治的原则使用。他在指导学生运用这些方法时，强调因人、因时、因地制宜。一方面，依据春温夏热季节阳气多外泄、秋凉冬寒季节阳气多潜藏的特点，春夏季用药强调养阳，秋冬季用药强调养阴；另一方面，利用男科在全国各地协作点较多的特点，总结使用上述药物在各地使用的临床经验，例如：同为补肾，在广东、福建等岭南地区，气候多热，应注意热邪伤阴，用药宜注重滋肾阴；在内蒙古、黑吉辽等北方地区，气候多寒，应注意寒邪伤阳，用药宜注重温肾阳。通过在实践中总结的经验，陈文伯教授指导男科团队创立的这些方法与药物在全国各地使用，疗效皆非常显著。

下 篇

陈文伯教授医案

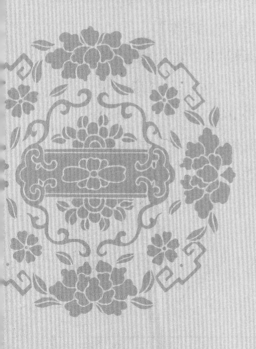

一、男科病证

男性不育症案1

李某，男，26 岁。2005 年 9 月 26 日就诊。

小睾丸无精子病，头晕，腰痛，尿急，尿痛，苔白质红，脉沉细尺弱。治以益肾生精、清热助育。

生地黄 10g	山茱萸 10g	枸杞子 10g
淫羊藿 15g	怀牛膝 10g	蛇床子 6g
黄柏 15g	知母 10g	蒲公英 10g
地丁草 10g	当归 10g	鹿茸粉 0.1g

水煎服，30 剂。

二诊：2005 年 11 月 29 日。精子上升为 1.9×10^8/mL。

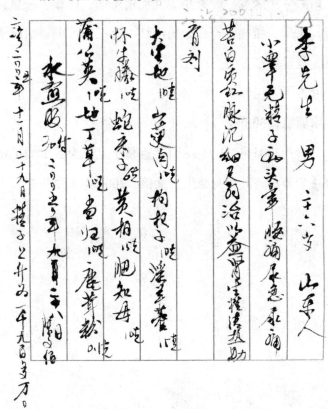

图1　不育症案1

男性不育症案 2

李某，男，26 岁。2005 年 9 月 26 日就诊。

婚后 4 年未育，经查小睾丸无精子病，尿频、尿急、尿等待，头晕，腰痛，苔白，质淡红，脉沉细尺弱。治以清利湿热、益肾生精。

处方同"男性不育症案 1"。

水煎服，30 剂。

二诊：2005 年 11 月 28 日，查精子上升为近 2×10^8/mL，再服 4 个多月，其妻身孕生一女孩。2006 年来京告之。

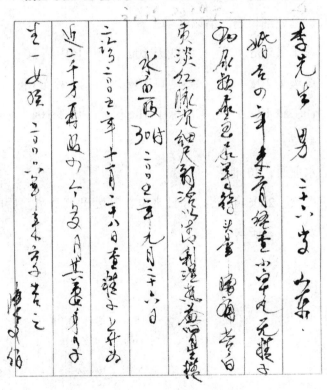

图2　不育症案2

男性不育症案 3

王某，男，30 岁。2005 年 12 月 6 日就诊。

精弱不育已两年，腰酸困倦，尿频，睾丸胀痛，苔淡黄质红，脉弦细尺弱。治以强精助育。

淫羊藿 15g	巴戟天 10g	怀山药 30g
菟丝子 10g	熟地黄 10g	山茱萸 10g
怀牛膝 10g	川楝子 10g	丹参 10g
甘草 9g		

水煎服，30 剂。

二诊：2006 年 2 月 18 日来电，其妻已有身孕。后电告生一女儿，母子均健。

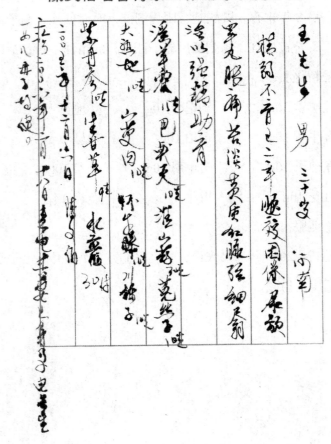

图3　不育症案3

男性不育症案 4

戴某，男，29 岁。2002 年 2 月 20 日就诊。

婚后 8 年未育，腰酸楚，阴囊潮湿，时时便浊，精子活率低下，苔黄质红，脉弦细尺弱。证属精弱精浊不育，治以益肾强精化浊。

淫羊藿 30g	枸杞子 10g	熟地黄 10g
怀牛膝 10g	黄柏 10g	知母 10g
车前子 10g	川萆薢 10g	丹参 10g
红花 10g	川芎 6g	鹿茸 0.1g

水煎服，30 剂。

随访：2003 年 5 月来诊，告之服上方 3 个多月后妻子受孕，后生一男孩。

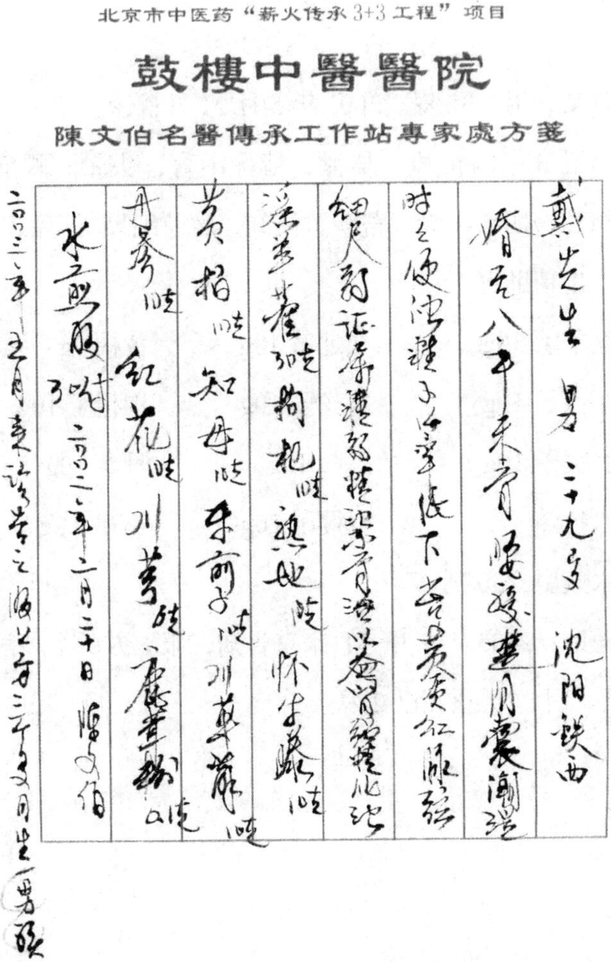

北京市中医药"薪火传承3+3工程"项目

鼓楼中醫醫院

陳文伯名醫傳承工作站專家處方箋

戴先生　男　二十九岁　沈阳铁西

婚后八年不育　腰痰甚　川畏漏澄

时之便溏澄子不举泄下甚　舌苔红脉弦

紐人郎证屡攻漏弱糖梁脾肾淡弱籠化迟

溢草霍30克　枸杞吃　熟地吃　怀牛膝吃

黄柏吃　知母吃　车前子吃　川萆薢吃

丹参吃　红花吃　川芎吃　蘆薈辔a吃

水之鱼肉3吋　二〇三二年二月二十日　陳文伯

二〇三二年　二月　東諸考之 海上亭二十文同生事破

图4　不育症案4

男性不育症案 5

陈某，男，32 岁。2002 年 5 月 21 日就诊。

婚后 6 年因精浊、早泄、精稀不育，头晕，腰痛，早泄，精浊，阴囊湿痒，苔淡黄质红，脉弦细尺弱。治以益肾化浊、生精助育。

淫羊藿 30g	熟地黄 10g	黄柏 9g
车前子 10g	菟丝子 10g	枸杞子 10g
女贞子 10g	当归 10g	丹参 10g
水蛭 2g	金樱子 20g	鹿茸 0.3g

水煎服，30 剂。

随访：2005 年 7 月 8 日来京告知，服上方两个多月，其妻受孕，生一男孩，已 2 岁余。

北京市中医药"薪火传承3+3工程"项目

鼓楼中醫醫院

陳文伯名醫傳承工作站專家處方箋

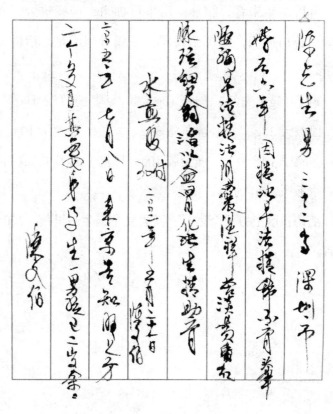

图5 不育症案5

男性不育症案6

程某，男，32岁。2003年2月28日就诊。

婚后多年未育，腰痛，房事后加重，神疲嗜卧，四肢逆冷，苔白质淡，脉沉弦尺弱。证属肾阳不足，治以温肾兴阳。

附子15g（先煎）　肉桂10g　　　狗肾1具

巴戟天20g　　　淫羊藿30g　　　菟丝子10g

韭菜子10g　　　鹿角胶10g（烊化）鹿茸0.3g（冲服）

水煎服，30剂。

随访：服上方4个多月，其妻受孕，生一男孩。2005年电告。

北京市中医药"薪火传承3+3工程"项目

鼓楼中醫醫院

陳文伯名醫傳承工作站專家處方箋

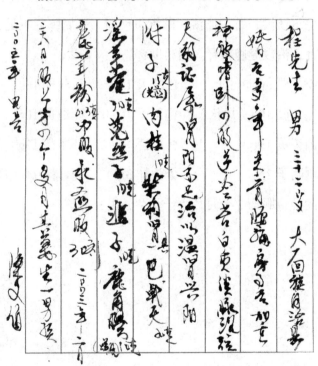

图6 不育症案6

男性不育症案 7

张某，男，28 岁。2003 年 6 月 18 日就诊。

婚后 3 年同居不育，腰酸乏力，纳呆食少，头晕，耳鸣，房事淡漠，苔白质淡，脉沉缓尺弱。证属脾肾不足、精虚不育，治以健脾益肾、增精助育。

淫羊藿 30g	巴戟天 15g	菟丝子 10g
鹿角胶 10g（烊化）	枸杞子 10g	熟地黄 10g
山茱萸 10g	怀山药 10g	怀牛膝 15g
制附子 3g	紫油桂 3g	鹿茸粉 0.1g（冲服）

随访：服药 3 个月后妻子受孕，生一男孩。

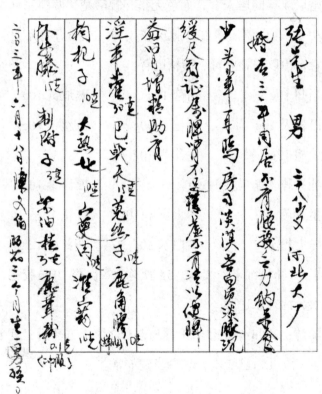

图7 不育症案7

男性不育症案 8

侯某，男，32 岁。2005 年 1 月 18 日就诊。

婚后 4 年同居未育，面色无华，腰酸楚，两胁胀痛（乙肝病史），苔白腻质淡红，脉沉弦尺弱。证属肝肾不足、精弱不育，治以滋补肝肾、活精助育。

当归 10g	白芍 10g	熟地黄 10g
巴戟天 10g	枸杞子 10g	菟丝子 10g
柴胡 12g	垂盆草 30g	
仙灵脾（淫羊藿）30g		西洋参 10g
生黄芪 30g	冬虫夏草 10g	红花 10g
三七粉 10g	炒白术 30g	鹿茸粉 1.5g

上 16 味研细末，装入 0.5g 胶囊，每次服 10 粒胶囊，日服 3 次，白开水送服。

随访：2008 年 12 月 31 日来电告之服上方药后，其妻受孕，生一女儿，已 3 岁，患者身健如常。

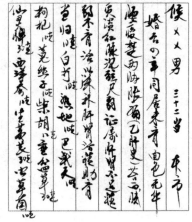

图8 不育症案8

男性不育症案 9

黄某，男，33 岁。2008 年 4 月 22 日就诊。

婚后 6 年未育，时有腰痛，神疲嗜卧，头晕，耳鸣，经查小睾丸，活检证实生精停滞，治以益肾生精。

淫羊藿 60g	仙茅 30g	巴戟天 50g
菟丝子 30g	红花 30g	肉苁蓉 30g
怀牛膝 30g	制何首乌 50g	水蛭 15g
土鳖虫 10g	黄柏 30g	知母 30g
甘草 15g	鹿茸粉 1.5g	

6 剂研末为丸，每次 10g，日服 3 次。

北京市中医药"薪火传承3+3工程"项目

鼓樓中醫醫院

陳文伯名醫傳承工作站專家處方箋

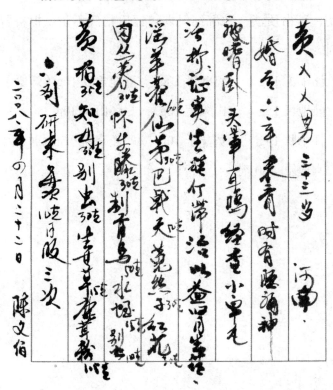

黄××，男，三十三岁，河南。

婚后六年未育，时肾腰酸疼神。

阳痿风，天害耳鸣，睾丸小单毛。

治拟证实生殖行常，治以益肾生精，

淫羊藿30克 仙茅30克 巴戟天30克 菟丝子30克 红花6克

肉从蓉30克 怀牛膝30克 制首乌30克 水蛭15克 别

黄柏20克 知母30克 别甲30克 青蒿30克 黄芪30克

六剂研末黄（蜜）丸，服三次

二○○八年十○月二十二日 陳文伯

图9 不育症案9

男性不育症案 10

和某，男，25 岁。2009 年 1 月 23 日就诊。

其妻身孕两胎均停育人工流产，经查精子活力低下，腰酸楚，苔白质淡，脉沉细尺弱。证属精气不足，拟益肾强精剂。

淫羊藿 15g	巴戟天 10g	鹿角胶 10g（烊服）
熟地黄 15g	山茱萸 10g	怀山药 30g
怀牛膝 15g	菟丝子 10g	鹿茸粉 0.3g（冲服）

水煎服，30 剂。

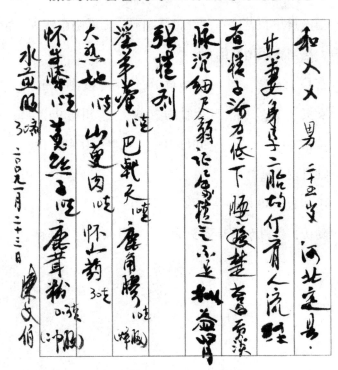

图 10　不育症案 10

男性不育症案 11

陈某，男，34 岁。2009 年 8 月 12 日就诊。

罹患精滞活率低下多年，不育已 7 年之久，腰酸楚，神疲，精液量少，苔淡黄质红，脉细弱。证属阴虚液少、精滞不育，法当育阴增液助育。

玄参 15g	生地黄 10g	麦冬 10g
女贞子 10g	生牡蛎 30g	川芎 9g
黄柏 10g	知母 10g	山茱萸 10g
牡丹皮 10g		

水煎服，30 剂。

随访：数月余后其妻受孕，生一男孩，至今体健。

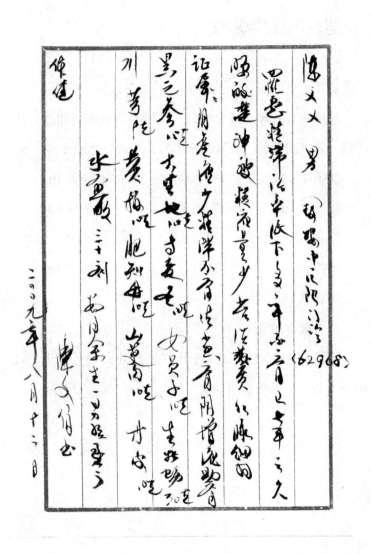

图 11　不育症案 11

男性不育症案 12

舒某，男，29 岁。2009 年 1 月 8 日就诊。

精稀不育 6 年，近日腰痛，喝酒后睾丸疼痛加重，苔白质暗，脉沉细尺弱。治以益肾生精，活血止痛助育。

淫羊藿 30g	怀牛膝 10g	熟地黄 10g
生地黄 10g	车前子 15g	川萆薢 10g
当归 10g	川芎 9g	红花 10g
黄柏 10g	蒲公英 15g	川楝子 10g
生甘草 15g		

水煎服，30 剂。

随访：至 2009 年 3 月 9 日疼痛已止，精子上升至 1×10^9/mL 以上，其妻已身孕。

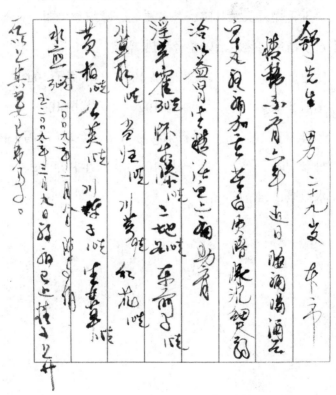

图 12 不育症案 12

男性不育症案 13

穆某，男，36 岁。2010 年 5 月 18 日就诊。

罹患精弱不育多年来诊，尿频急痛，时有精浊，腰酸膝软，口干舌燥，头晕耳鸣，苔黄质红，脉细数尺弱，证属精气不足、精室湿热，治以益肾清热。

生地黄 15g	制何首乌 10g	女贞子 10g
车前子 10g	怀牛膝 10g	黄柏 10g
知母 10g	滑石 10g	泽文（泽泻）10g
丹参 10g	牡丹皮 10g	生甘草 9g

水煎服，14 剂。

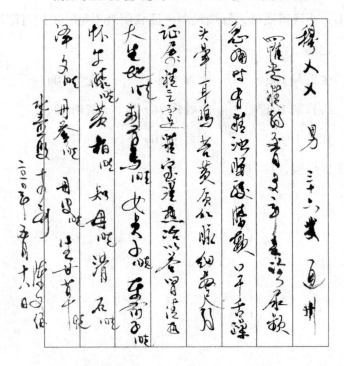

图13 不育症案13

男性不育症案 14

申某，男，28 岁。2008 年 2 月 12 日就诊。

婚后 3 年同居未育，多次检查精液不液化，阴精量不足 2mL。苔淡黄质红，脉细尺弱。证属阴液不足，治以育阴增液、化精助育。

生地黄 10g	玄参 10g	麦冬 10g
鲜石斛 10g	生牡蛎 30g	黄柏 10g
知母 10g	女贞子 10g	

水煎服，14 剂。

北京市中医药"薪火传承3+3工程"项目

鼓楼中醫醫院

陳文伯名醫傳承工作站專家處方箋

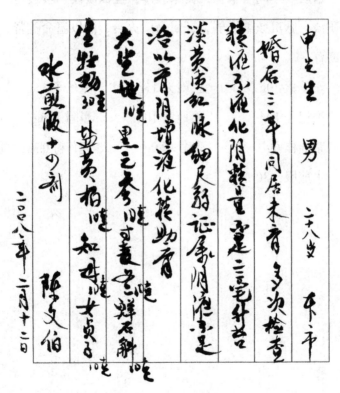

图14　不育症案14

男性不育症案 15

李某，男，32 岁。2009 年 2 月 23 日就诊。

婚后 6 年同居未育，畏寒肢冷，性欲淡漠，腰酸楚，苔白质淡，脉沉弦细尺弱，证属命门火衰，治以温命益肾、增精助育。

淫羊藿 30g	巴戟天 15g	菟丝子 15g
枸杞子 10g	熟地黄 10g	黑附子 6g
紫油桂 6g	炙甘草 9g	鹿茸粉 0.3g（冲服）

水煎服，30 剂。

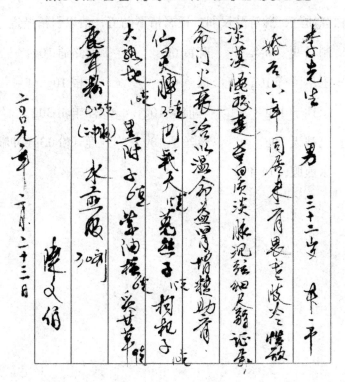

图15 不育症案15

男性不育症案 16

何某，男，32 岁。2009 年 1 月 1 日就诊。

逆射膀胱病。房事交合后只能从尿道排出，致使不育，苔白腻质红，脉沉弦尺弱。证属精不循道，治以引精循道。

制马钱子 0.4g	麻黄 6g	路路通 10g
王不留行 10g	通草 6g	茅根 10g
急性子 10g	车前子 10g	淫羊藿 30g
巴戟天 10g	菟丝子 10g	鹿茸粉 0.3g（冲服）

水煎服，14 剂。

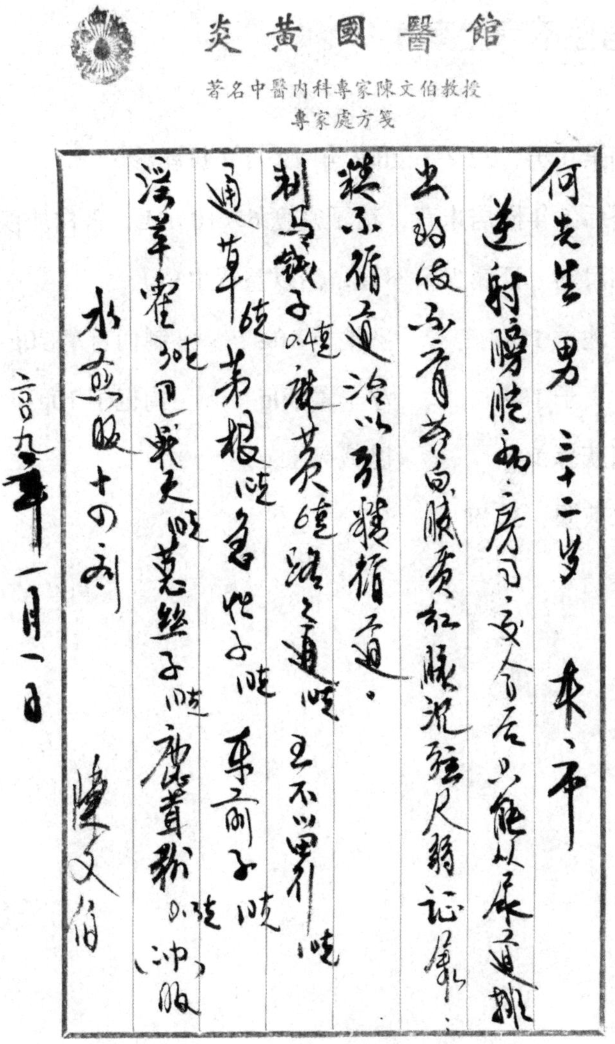

炎黄國醫館

著名中醫內科專家陳文伯教授
專家處方箋

何先生　男　三十二岁　来诊

连射膀胱两房，又令右少腹坠胀之道挑

出的後方有季高脓赤腺沉弦尺弱记象。

拟承循直治以引精循直。

蒸不循直治以引精循直。

制马钱子 0.4 陡　被黄 6.0 陡路之直陡　且不以男针 陡

通草 陡 苇根 陡 名地草陡　车前子 陡

淡羊霍 3 陡巴戟天 陡菟丝子 陡 脆黄精 0.陡 冲服

水煎服十剂

二○九年一月一日

陳文伯

图16　不育症案16

男性不育症案 17

杨某，男，32 岁。2006 年 12 月 4 日就诊。

婚后 5 年同居未育，精子密度 6×10^7/mL，苔白质淡红，脉弦细尺弱。证属少精不育，治以益肾生精。

生地黄 15g	熟地黄 10g	制何首乌 10g
女贞子 10g	淫羊藿 30g	枸杞子 10g
肉苁蓉 10g	巴戟天 15g	

水煎服，30 剂。

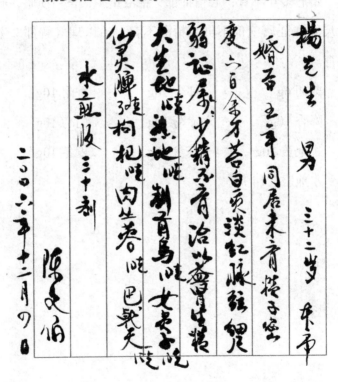

图 17　不育症案 17

男性不育症案 18

佟某，男，27 岁。1998 年 9 月 3 日就诊。

婚后多年不育，心情抑郁，精液量少，苔白质暗，脉沉弦尺弱，证属气郁不舒、精滞不育，治以理气解郁、滋精助育。

柴胡 6g	郁金 10g	香附 10g
降香 10g	赤芍 10g	白芍 10g
生地黄 10g	玄参 10g	麦冬 10g

水煎服，14 剂。

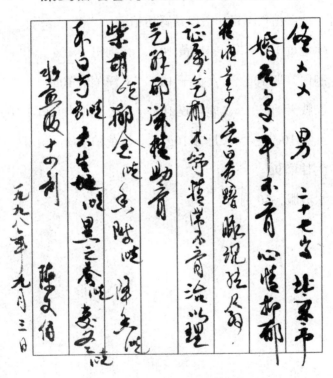

北京市中医药"薪火传承 3+3 工程"项目

鼓樓中醫醫院

陳文伯名醫傳承工作站專家處方箋

图 18　不育症案 18

男性不育症案 19

王某，男，26 岁。2008 年 3 月 2 日就诊。

婚后 2 年同居未育，经多次检查，精子死亡率高达百分之百。证属精亡不育，治以益肾活精。

生地黄 10g	熟地黄 10g	枸杞子 10g
制何首乌 10g	女贞子 10g	淫羊藿 10g
巴戟天 10g	鹿角胶 10g	大芸（肉苁蓉）10g
红花 10g	丹参 10g	黄柏 10g
生甘草 9g		

水煎服，30 剂。

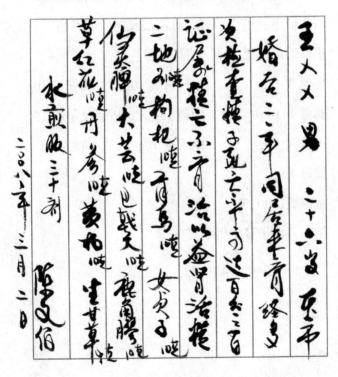

图19　不育症案19

男性不育症案 20

潘某，男，28 岁。2005 年 2 月就诊。

婚后 3 年未育，头晕腰膝酸软，阴囊潮湿，查精子稀少、活力低下，苔白质红，脉沉细尺弱。证属精气不足兼精室湿热，治以益肾生精、清热利湿。

生地黄 15g	制何首乌 10g	枸杞子 10g
女贞子 10g	山药 15g	淫羊藿 15g
巴戟天 15g	山茱萸 10g	黄柏 10g
知母 10g		

水煎服，30 剂。

随访：妻子身孕生一男孩。

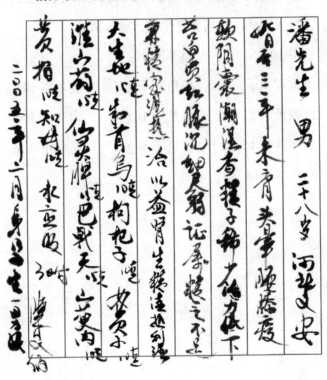

图20　不育症案20

男性不育症案 21

陈某，32 岁。2010 年 3 月 23 日就诊。

罹患小睾丸无精子病，无胡须、阴毛，苔白质红，脉沉弦。证属天宦病，法当益肾生精，冀希精复。

红参 10g	淫羊藿 30g	仙茅 10g
熟地黄 10g	鹿角胶 10g	鹿角霜 10g
巴戟天 15g	菟丝子 10g	肉苁蓉 30g
制何首乌 10g	女贞子 10g	鹿茸粉 0.3g

水煎服，14 剂。

北京市中医药"薪火传承3+3工程"项目

鼓樓中醫醫院

陳文伯名醫傳承工作站專家處方箋

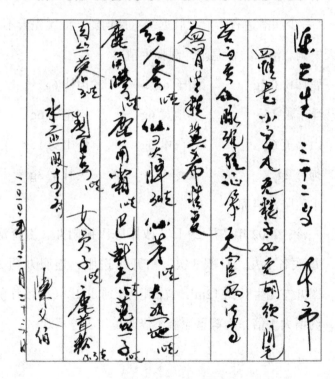

图21　不育症案21

男性不育症案 22

张某，男，14 岁。2000 年 8 月 21 日就诊。

小睾丸发育不良，经查左睾 1cm，右睾 2cm，阴囊 2cm，苔少润滑边有齿痕，脉迟缓双尺均弱。证属先天不足，后天失调。治以益肾温阳，健脾生精。

鹿茸粉 0.2g	附子 6g	肉桂 6g
淫羊藿 15g	熟地黄 6g	枸杞子 6g
山茱萸 6g	炒白术 6g	怀山药 15g
狗肾 2g	茯苓 5g	炙甘草 3g

水煎服，14 剂。

二诊：2002 年 7 月 29 日，改服陈氏振阳丸、滋肾增精丸，每次各 1 丸，日服 3 次，白开水送服。连服丸药 2 年余，睾丸左侧生长到 12mL，右侧生长到 8mL，（与治疗前相比，约增大 1 倍，为尊重原稿不修改单位）停药观察。

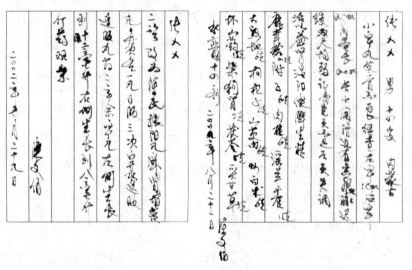

图 22　不育症案 22

阳痿案 1

任某，男，42 岁。2006 年 10 月 24 日就诊。

阳痿早泄不育十余年，阳事不举，举坚时短，触之不足 1 秒钟，苔白舌淡质暗，脉沉弦细尺弱。治以温命门、益肾精、振阳助育。

附子 15g（先煎）　　肉桂 6g（后下）　　红参 3g（先煎）

狗肾 1 具　　　　　仙茅 10g　　　　　淫羊藿 30g

巴戟天 15g　　　　菟丝子 10g　　　　远志 10g

石菖蒲 10g　　　　车前子 10g　　　　川萆薢 10g

鹿茸粉 0.3g（冲服）

水煎服，30 剂。

随访：2007 年 1 月 28 日，服上方后精子浓度上升至 8×10^8/mL，房事正常，其妻已身孕。后电告生一男孩。

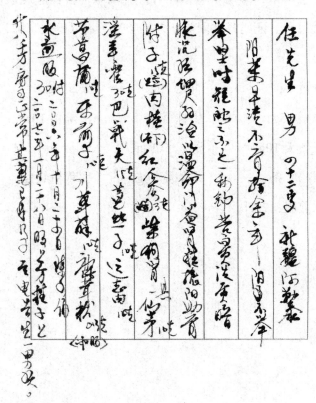

图 23　阳痿案 1

阳痿案 2

苗某，男，43 岁。2008 年 12 月 16 日就诊。

阳事不举，多年不愈，昨日外感咳嗽，苔白厚腻质暗，脉浮缓尺弱。证属肾虚阳痿，外感咳嗽，治以解表宣肺，益肾举势。

麻黄 9g	杏仁 10g	柴胡 6g
葛根 15g	生甘草 9g	淫羊藿 10g
巴戟天 10g	菟丝子 10g	红参 3g
蜈蚣 1 条	山茱萸 10g	鹿茸粉 0.1g

水煎服，7 剂。

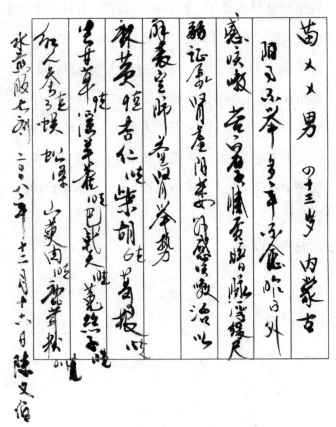

图24 阳痿案2

阳痿案 3

于某，男，29 岁。2010 年 6 月 1 日就诊。

罹患阳痿早泄多年，同房触之不足 1 分钟，来诊求治。

苔淡白质淡红，脉沉缓尺弱，证属精气不足、命门火衰。

海马 3g	海龙 3g	狗肾 10g
鹿角胶 10g（烊服）	蜈蚣 2 条	九香虫 10g
红参 3g	巴戟天 10g	菟丝子 10g
沙苑子 10g	桑螵蛸 10g	淫羊藿 30g
仙茅 10g	三七粉 1g	覆盆子 10g
鹿茸粉 0.3g（冲服）		

水煎服，14 剂。

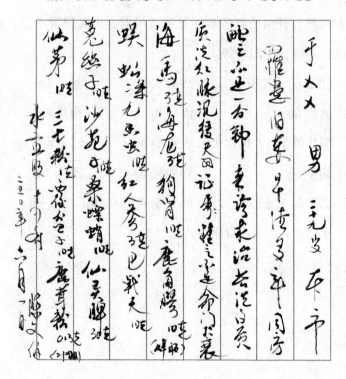

图25 阳痿案3

阳痿案 4

易某，男，35 岁。2008 年 6 月 27 日就诊。

近期阳痿早泄，触之不足 10 秒钟，便溏腹胀，日饮白酒七八两，苔白边有齿痕，脉沉缓尺弱。证属脾肾不足，法当健脾益肾、助阳举势。

红参 6g（先煎）	炒白术 10g	附子 6g
肉桂 6g	海马 3g	狗肾 6g
鹿角胶 10g（烊化）	大蛤蚧 3g	淫羊藿 15g
仙茅 6g	熟地黄 6g	山药 30g
山茱萸 10g	鹿茸粉 0.3g（冲服）	

水煎服，7 剂，日服 2 次。

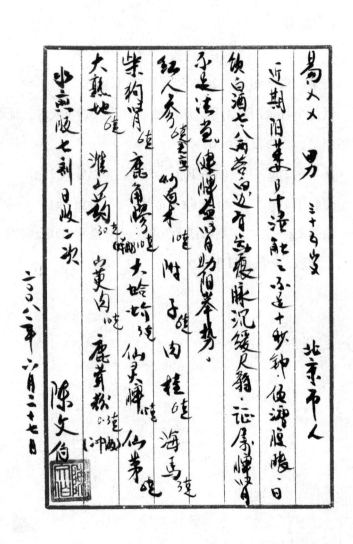

图 26　阳痿案 4

阳痿案 5

曾某，男，46岁。2008年6月22日就诊。

近2个月余阳事不举，腰膝酸软，苔白腻质淡红。证属肾精不足，法当益肾兴阳。

淫羊藿 30g	仙茅 10g	巴戟天 15g
菟丝子 10g	红参 3g（先煎）	麻黄 3g
蛤蚧 2g	制马钱子 0.4g	鹿茸粉 0.3g（冲服）

水煎服，7剂，日服2次。

炎黄國醫館

著名中醫內科專家陳文伯教授
專家處方箋

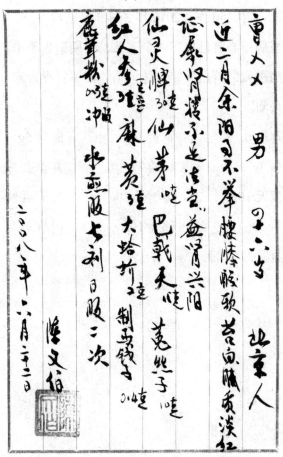

曹××　男　46岁　北京人

近二月余阳事不举腰膝酸软苔白腻质淡红

证象肾阳不足法宜益肾兴阳

仙灵脾30克　仙茅15克　巴戟天15克　菟丝子15克

红人参10克（另煎）麻黄10克　大蛤蚧2对　制马钱子0.4克

鹿茸粉0.6克（冲服）　水煎服七剂日服三次

陈文伯

二〇〇八年六月二十二日

图27　阳痿案5

阳痿案 6

丁某，男，50 岁。2010 年 3 月 9 日就诊。

胸痹病，心脏已放置 4 个支架，近期阳事不举，四肢逆冷，腰痛神疲，苔白质暗，脉沉结。证属肾虚肾寒，法当温肾通痹兴阳。

鹿茸粉 0.3g	狗肾 10g	海马 5g
红参 3g	蛤蚧 3g	九香虫 5g
巴戟天 10g	菟丝子 10g	淫羊藿 30g
仙茅 10g	郁金 10g	川芎 9g

水煎服，14 剂。

北京市中医药"薪火传承3+3工程"项目

鼓樓中醫醫院

陳文伯名醫傳承工作站專家處方箋

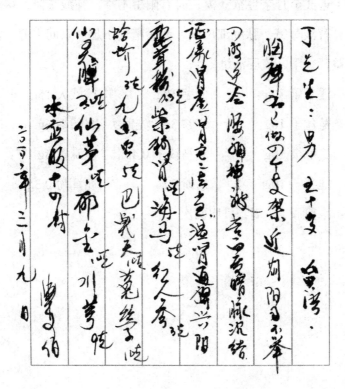

图28　阳痿案6

阳痿案 7

曹某，男，46 岁。2007 年 6 月 22 日就诊。

近 2 个月余性欲淡漠，时有阳事不举，神疲嗜卧，腰酸楚，苔淡黄腻，脉沉细尺弱。证属精气不足、宗筋失养，治以益肾兴阳、疏肝活络。

淫羊藿 30g	仙茅 10g	巴戟天 15g
菟丝子 10g	红参 3g（先煎）	北柴胡 6g
广郁金 10g	制马钱子 0.4g	炙麻黄 3g
韭菜子 10g	蛤蚧 2g	鹿茸粉 0.3g

水煎服，7 剂，日服两次。

北京市中医药"薪火传承3+3工程"项目

鼓樓中醫醫院

陳文伯名醫傳承工作站專家處方箋

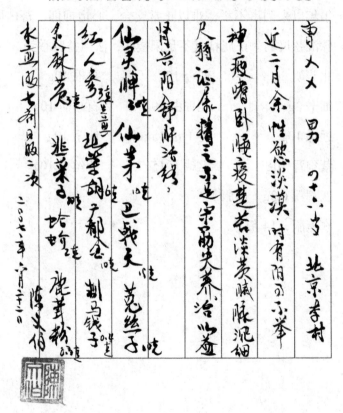

图29 阳痿案7

阳痿案 8

刘某，男，35 岁。2010 年 3 月 5 日就诊。

半年以来阳事不举，难以正常交合，心情抑郁，苔白质淡，脉沉弦尺弱。证属精气不足阳痿病，法当益肾举势。

北柴胡 6g	郁金 10g	葛根 10g
细辛 3g	九香虫 10g	石菖蒲 10g
远志 10g	淫羊藿 15g	仙茅 10g
紫狗肾 10g	巴戟天 15g	菟丝子 10g

鹿茸粉 0.3g（冲服）

水煎服，14 剂。

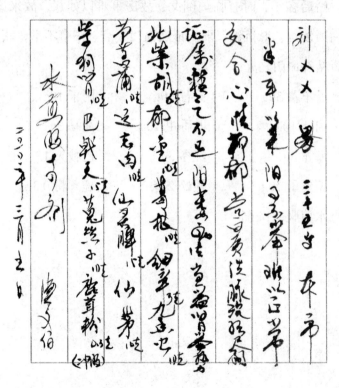

图30　阳痿案8

115

阳痿案 9

丁某，男，37 岁。2010 年 4 月 2 日就诊。

婚后多年，时有临炉倒戈，故房事难以如意，故来诊，苔白质淡红，脉沉细尺弱。证属命门火衰、阳事不举，法当滋肾精补命门之火。

淫羊藿 30g	狗肾 10g	附子 10g
肉桂 10g	九香虫 10g	海马 3g
海龙 3g	红参 5g	巴戟天 15g
菟丝子 10g	蜈蚣 2 条	鹿茸粉 0.3g

水煎服，14 剂。

北京市中医药"薪火传承3+3工程"项目

鼓樓中醫醫院

陳文伯名醫傳承工作站專家處方箋

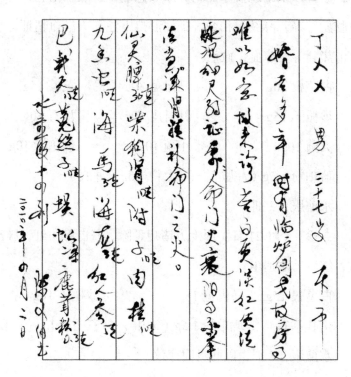

图31　阳痿案9

血精案

张某，男，28岁。2009年4月14日就诊。

数日以来出现血尿血精，尿频急痛，腰酸，倦怠，苔淡黄腻质红绛，脉弦滑稍数。证属湿热下注、火淋血精证，拟以清热利湿、凉血止血剂。

白茅根 30g	马齿苋 30g	黄芩 15g
炒栀子 15g	牡丹皮 10g	滑石 10g
大蓟 10g	小蓟 10g	侧柏叶 10g
琥珀粉 1.5g（冲服）	三七粉 1.5g（冲服）	

水煎服，7剂。

二诊：4月21日。服上方诸症悉除，苔白腻质红，脉滑数，继以前法遣退。

白茅根 15g	马齿苋 15g	炒栀子 10g
生甘草 6g	琥珀粉 1.5g（冲服）	三七粉 1.5g（冲服）

水煎服，7剂，以此巩固疗效。

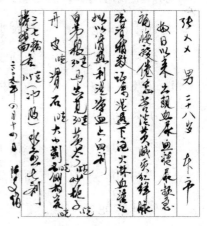

图 32　血精案

精癃案

赵某，男，72 岁。2009 年 1 月 26 日就诊。

近日尿路不畅，时有点滴难出，苔白腻质暗，脉沉弦滑尺弱。证属癃闭病，法当益肾通癃开闭。

淫羊藿 15g	枸杞子 10g	怀牛膝 10g
生黄芪 15g	车前子 15g	川草薢 10g
云茯苓 10g	白茅根 10g	芦根 10g
天冬 10g	麦冬 10g	桃仁 10g
杏仁 10g	三棱 10g	莪术 15g
当归 10g	石菖蒲 10g	远志 10g
炙甘草 6g		

水煎服，14 剂。

二诊：2009 年 2 月 11 日，服上方后精神转佳，尿路通畅，前列腺由 6.7cm×5.9cm×3.7cm 缩小到 6.0cm×3.7cm×3.3cm，效不更方，继以前方 14 剂，以观后效。

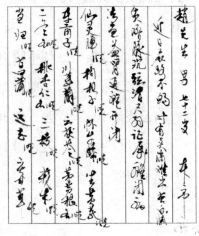

图33　精癃案

精浊案

张某，男，28 岁。2009 年 3 月 2 日就诊。

近年余患精浊病，尿频，尿等待，尿分叉，会阴不适，苔白腻质淡红边有齿痕，脉沉弦尺弱。证属精浊病，治以益肾化浊。

生地黄 15g	怀牛膝 10g	女贞子 10g
白术 10g	车前子 15g	川萆薢 10g
云茯苓 10g	薏苡仁 30g	丹参 10g
生甘草 9g	琥珀粉 1g	三七粉 1g（冲服）

水煎服，7 剂。

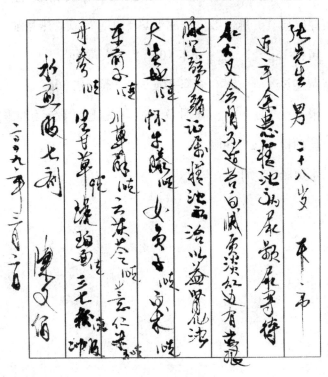

图 34 精浊案

阴头疮案

欧阳某，男，34 岁。2008 年 2 月 1 日就诊。

近 3 日龟头部红肿热痛，大便稍干，尿黄有灼热感，苔淡黄厚腻质红，脉滑数。证属湿热下注，治以清热利湿。

黄柏 15g	苍术 10g	大黄 6g
黄连 3g	黄芩 10g	薏苡仁 30g
滑石粉 10g	生甘草 9g	三七粉 1.5g（冲服）
琥珀粉 1.5g（冲服）		

水煎服，7 剂。

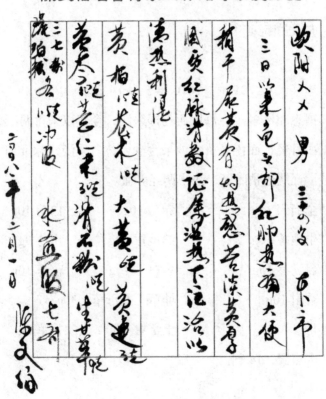

北京市中医药"薪火传承3+3工程"项目

鼓樓中醫醫院

陳文伯名醫傳承工作站專家處方箋

图35　阴头疮案

二、妇科病证

月经病案 1

李某，女，31 岁。2010 年 5 月 16 日就诊。

罹患闭经多年，每用西药即来潮，今年以来每两三个月来 1 次月经，面色萎黄，纳呆食少，苔白质淡，脉沉细弱尺更甚。证属血枯闭经，法当调经养血。

全当归 15g　　　赤芍 10g　　　白芍 10g

生地黄 10g　　　熟地黄 10g　　　川芎 9g

台党参 15g　　　焦白术 10g　　　茯苓 10g

香附 10g　　　坤草（益母草）30g

丹参 30g　　　土鳖虫 10g　　　甘草 9g

水煎服，14 剂。

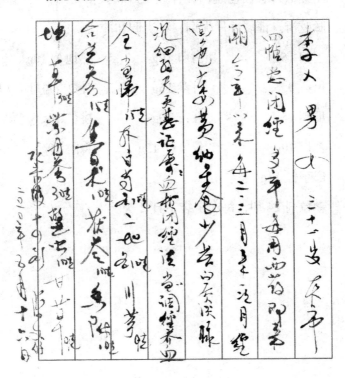

图 36　月经病案 1

月经病案 2

朱某，女，19 岁。2010 年 5 月 26 日就诊。

闭经数月，面色㿠白，神疲嗜卧，大便秘结，苔白腻质红，脉弦滑。证属冲任失调，法当调和冲任。

当归 15g	白芍 10g	熟地黄 10g
川芎 9g	丹参 15g	坤草（益母草）15g
瓜蒌 15g	红花 10g	桃仁 10g
杏仁 10g	薏苡仁 15g	香附 10g
郁李仁 15g		

颗粒剂 14 剂，每次 1 袋，日 2 次。

北京市中医药"薪火传承 3+3 工程"项目

鼓樓中醫醫院

陳文伯名醫傳承工作站專家處方箋

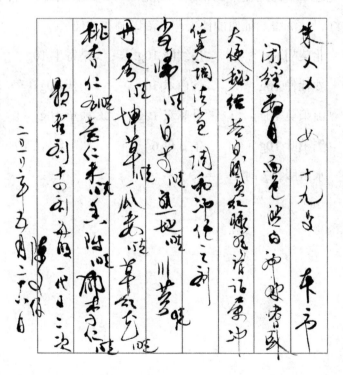

图37 月经病案2

月经病案 3

孙某，女，48 岁。2008 年 12 月 2 日就诊。

近 2 个月经血淋漓不断，自觉乏力，神疲嗜卧，苔淡黄质红，脉沉缓。证属冲任失调，治以调和冲任。

北柴胡 6g	川续断 10g	桑寄生 10g
炒杜仲 10g	炒白术 10g	山药 30g
山茱萸 10g	升麻炭 10g	茜草 10g
侧柏叶 10g	生甘草 6g	三七粉 1g（冲服）

水煎服，7 剂。

北京市中医药"薪火传承3+3工程"项目

鼓樓中醫醫院

陳文伯名醫傳承工作站專家處方箋

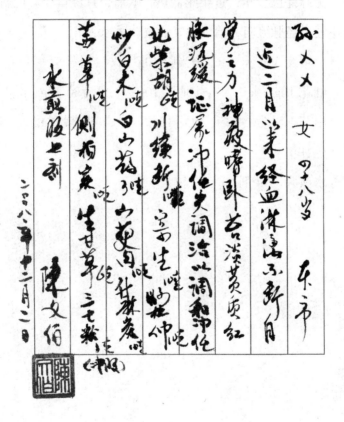

图38　月经病案3

月经病案 4

陈某，女，24 岁。2008 年 10 月 28 日就诊。

无脉症已 3 年，近半年低热、咽痛，月经量少。证属气血不通、经脉瘀阻，治以益气活血、通经活络。

生黄芪 30g	全当归 10g	川芎 9g
红花 10g	生地黄 10g	赤芍 10g
白芍 10g	地龙 10g	丹参 10g
生甘草 9g		

水煎服，14 剂。

北京市中医药"薪火传承3+3工程"项目

鼓樓中醫醫院

陳文伯名醫傳承工作站專家處方箋

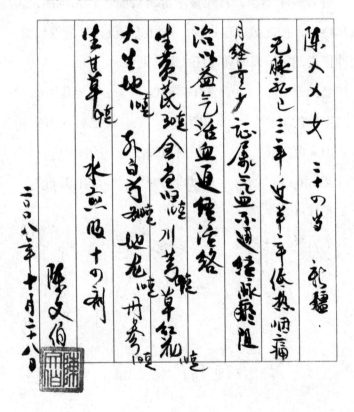

陈XX　女　三十四岁　新疆

无脉症已三年，近半年低热、心痛

月经量少，忘属气血不通、经脉瘀阻

治以益气活血通络活络

生黄芪30g　全当归15g　川芎20g　草红花15g

生地15g　赤白芍各20g　地龙15g　丹参30g

大生地15g

生甘草10g

水煎服四十四剂

二〇〇八年十月二十八日　　陈文伯

图39　月经病案4

月经病案 5

王某，女，38 岁。2008 年 8 月 22 日就诊。

婚后多年不孕，月经量中等，赶前错后无定期，腰酸，腹部疼痛，按之瘥，白带少，苔白腻质淡，脉沉细尺弱。证属冲任失调，治以调和冲任、温宫助孕。

全当归 15g　　　杭白芍 10g　　　熟地黄 10g

生地黄 10g　　　川芎 6g　　　　巴戟天 10g

山茱萸 10g　　　炒白术 10g　　　香附 10g

艾叶 6g　　　　女贞子 10g　　　淫羊藿 6g

炙甘草 6g

水煎服，14 剂。

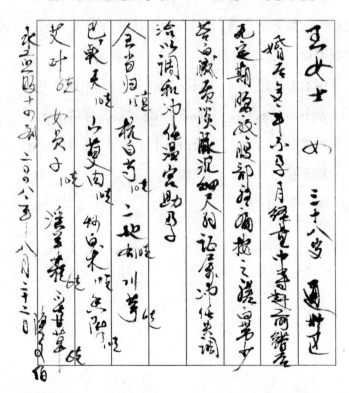

北京市中医药"薪火传承3+3工程"项目

鼓樓中醫醫院

陳文伯名醫傳承工作站專家處方箋

王女士　女　三十八岁　通州区

婚后未孕，平素月经量中，每乳房胀痛

无定期腰酸及腹部疼痛，抑之隐隐，经量少

苔白腻质淡，脉沉细无力，证属冲任失调

治以调和冲任温宫助孕

全当归15 杭白芍15 二地各15 川芎6
巴戟天10 山萸肉10 枸杞子10 菟丝子10
艾叶6 女贞子10 淫羊藿10 三七粉6

水三碗煎十四剂　二〇〇八年八月二十二日　陈文伯

图40　月经病案5

月经病案 6

李某，女，47 岁。2010 年 2 月 23 日就诊。

已绝经数月，近 3 个月闭经，神疲嗜卧，下肢浮肿，按之凹陷，腰酸楚，苔白质红，脉沉缓尺弱。证属脾肾不足、水湿不运，法当健脾益肾、利水消肿。

白术 15g	茯苓 10g	生黄芪 30g
赤小豆 30g	车前子 10g	泽泻 10g
姜皮 10g	桑白皮 15g	冬瓜皮 15g
附子 6g	肉桂 6g	薏苡仁 30g

水煎服，14 剂。

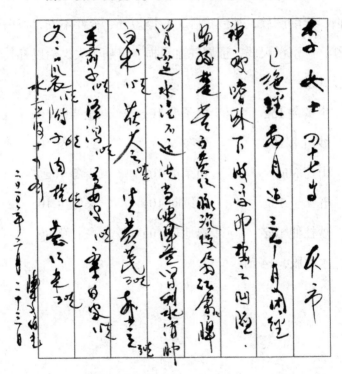

图41　月经病案6

妊娠病案 1

刘某，女，35 岁。2009 年 3 月 13 日就诊。

两次胎停育，近身孕月余，唯恐再次胎停育来诊。面色㿠白，腰酸膝软，神疲嗜卧，心悸短气，夜寐不安，苔白质淡红，脉沉滑尺弱。证属气血亏损、母病子失，治以补其母而壮其子。

生黄芪 15g	太子参 10g	全当归 10g
炒白术 10g	黄芩 6g	云茯苓 10g
山药 30g	山茱萸 10g	麦冬 10g
五味子 10g	川续断 10g	桑寄生 10g
炒杜仲 10g	熟地黄 10g	炙甘草 9g

水煎服，14 剂。

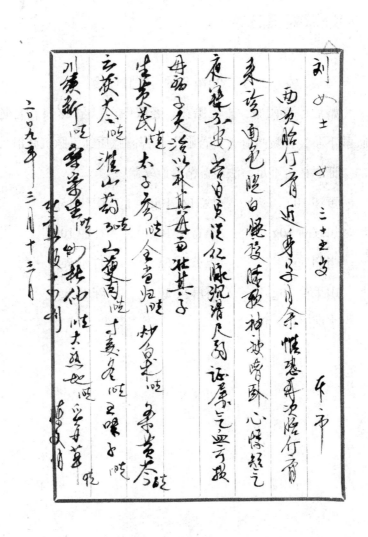

图42 妊娠病案1

妊娠病案 2

马某，女，37岁。2010年6月3日就诊。

婚后停育两胎，查无胎芽，经服中药已孕28日，自觉腰酸下坠，神疲嗜卧，口苦咽干，苔白腻质红，脉沉弦滑尺弱。证属精血不足，法当益精养血安胎。

黄芩 10g	炒白术 10g	山药 15g
川续断 10g	桑寄生 10g	杜仲 10g
当归 6g	巴戟天 6g	竹茹 5g
山茱萸 10g	升麻炭 3g	陈皮 3g

水煎服，7剂。

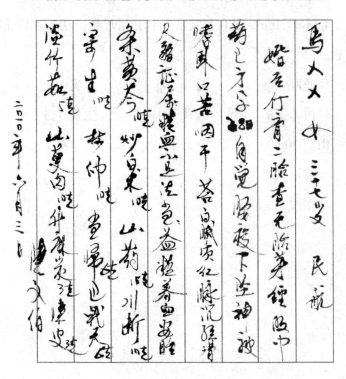

图 43　妊娠病案 2

妊娠病案 3

王某，女，42 岁。2010 年 5 月 28 日就诊。

妊娠 2 个月，恶心呕吐，腰酸下坠，子宫肌瘤数个，最大 5.4cm×4.1cm，苔白腻质红，脉弦滑尺弱。法当和胃止呕安胎。

伏龙肝 30g	竹茹 10g	陈皮 10g
炒白术 10g	云茯苓 10g	生姜 3 片
山药 30g	桑寄生 10g	川续断 10g
生甘草 6g		

水煎服，6 剂。

北京市中医药"薪火传承3+3工程"项目

鼓樓中醫醫院

陳文伯名醫傳承工作站專家處方箋

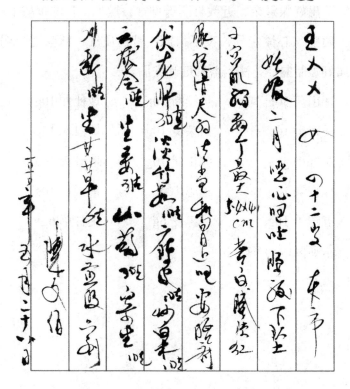

图 44　妊娠病案 3

妊娠病案 4

任某，女，32 岁。2009 年 1 月 22 日就诊。

罹患妊娠月余，近数日阴道见红，量少，自觉腰酸下坠感，腹痛，心悸短气，夜不得寐，苔白质红，脉弦滑尺弱。证属妊娠胎漏症，法当益肾健脾安胎。

怀山药 30g	川续断 10g	炒杜仲 10g
桑寄生 10g	山茱萸 10g	炒白术 15g
黄芩 10g	侧柏炭 10g	地榆炭 10g
棕榈炭 10g	远志 10g	柏子仁 10g
五味子 10g	广陈皮 6g	生甘草 6g

水煎服，14 剂。

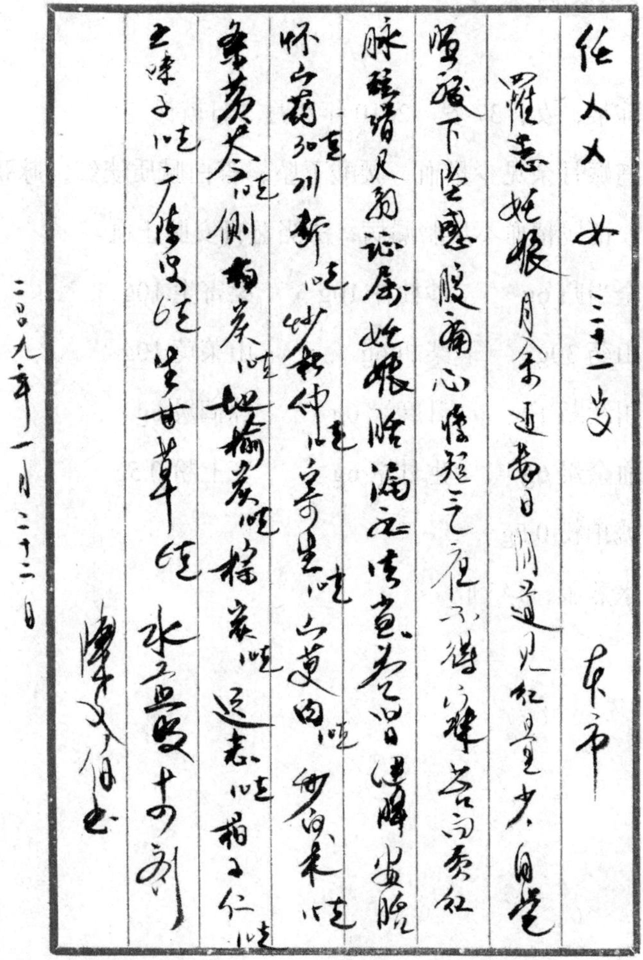

伯 ✕✕ 女 三十二岁 东市

罗志 姓娘 月余 近两日 脱道出红量少 自觉

嗌疼 下坠感 腹痛 心悸 起至夜 不得 卧辗转 多动 胸闷

脉弦滑 尺弱 诊属 姓娘 临漏 近意 考当 健脾 安胎

怀山药 30川 断 炒 沙苑 仲炒 寄生炒 山萸 肉炒 阿胶 珠炒

党参炒 侧 柏炭炒 地榆炭炒 棕炭炒 远志炒 柏子仁炒

黄芩炒 广陈皮炒 生甘草炒 水二煎 十四剂

陈文伯也

二〇〇九年一月二十二日

图 45　妊娠病案 4

145

妊娠病案 5

陈某，女，37 岁。2010 年 3 月 5 日就诊。

妊娠月余见少量血，腰酸下坠，苔白腻质淡红，脉弦滑尺弱。证属精血不足胎漏病，法当益肾安胎止血。

全当归 6g	炒杜仲 10g	桑寄生 10g
山药 30g	柴胡 6g	山茱萸 10g
川续断 10g	升麻炭 6g	棕榈炭 6g
血余炭 6g	生甘草 6g	三七粉 0.5g
琥珀粉 0.5g		

水煎服，14 剂。

北京市中医药"薪火传承3+3工程"项目

鼓樓中醫醫院

陳文伯名醫傳承工作站專家處方箋

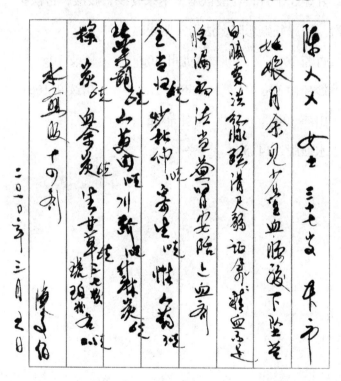

图46　妊娠病案5

妊娠病案 6

娄某，女，26 岁。2010 年 3 月 19 日就诊。

妊娠 3 个月，反酸欲呕，纳呆食少，腰酸，苔淡黄，脉弦滑。证属妊娠恶阻，法当安胎止呕。

竹茹 10g	伏龙肝 30g	陈皮 10g
炒杜仲 10g	桑寄生 10g	川续断 10g
山药 30g	生甘草 3g	

水煎服，14 剂。

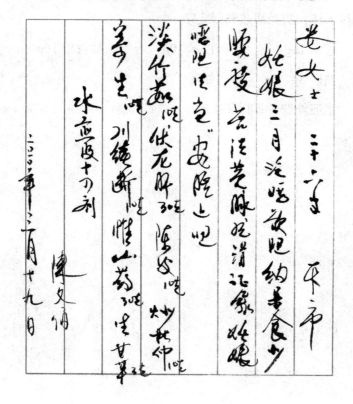

图 47　妊娠病案 6

妇科杂病案 1

王某，女，41 岁。2010 年 5 月 18 日就诊。

罹患外阴刺痒多年不愈，苔淡黄腻质红，脉滑数。证属湿热下注，法当清热利湿止痒。

苍术 10g   白术 10g   盐黄柏 10g

枯矾 5g   蛇床子 5g

水煎外洗，日行 2 次。

北京市中医药"薪火传承3+3工程"项目

鼓楼中醫醫院

陳文伯名醫傳承工作站專家處方箋

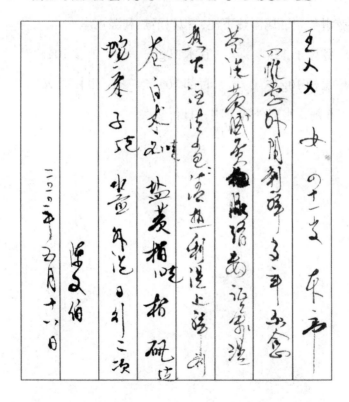

图48　妇科杂病案1

妇科杂病案 2

王某，33 岁。2010 年 3 月 23 日就诊。

罹患阴道滴虫病，外阴瘙痒带下，数月未愈，苔淡黄，脉弦滑数。证属湿热下注，拟以清热利湿止痒。

| 蛇床子 15g | 苍术 10g | 苦参 10g |
| 黄柏 10g | 百部 10g | 生甘草 9g |

6 剂，水煎外洗下阴，日行 2 次。

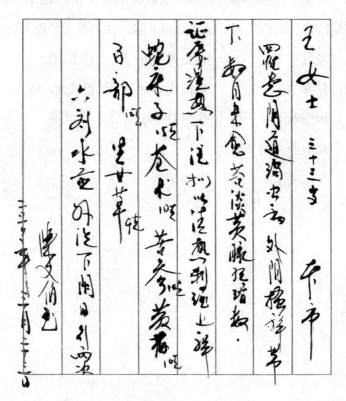

图 49　妇科杂病案 2

妇科杂病案 3

王某，女，86 岁。2010 年 3 月 9 日就诊。

罹患子宫脱垂多年，神疲嗜卧，纳呆食少，腰痛，苔白腐质暗，脉沉缓尺弱。证属气虚下陷，法当补元升阳益胃。

炙黄芪 30g	炒白术 15g	茯苓 10g
党参 30g	广陈皮 10g	巴戟天 15g
川续断 10g	炙甘草 10g	

水煎服，14 剂。

北京市中医药"薪火传承3+3工程"项目

鼓樓中醫醫院

陳文伯名醫傳承工作站專家處方箋

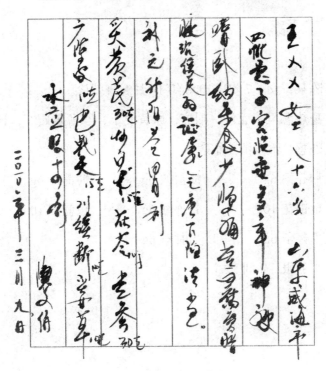

图 50　妇科杂病案 3

三、儿科病证

感冒案

陈某，女，7 岁。2008 年 11 月 8 日就诊。

身热恶风，无汗，咽痛，尿黄便干，苔薄黄质红，证属内热外感，治以清热解表。

荆芥穗 6g	淡豆豉 6g	薄荷叶 6g
金银花 10g	青连翘 6g	板蓝根 10g
牛蒡子 6g	生甘草 6g	

水煎服，2 剂。

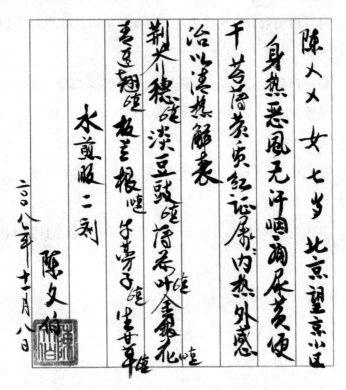

北京市中医药"薪火传承3+3工程"项目

鼓楼中醫醫院

陈文伯名醫傳承工作站專家處方箋

陈xx 女 七岁 北京望京小区

身热恶风无汗咽痛尿黄便干苔薄黄咽质红证属内热外感

治以清热解表

荆芥穗6g 淡豆豉6g 薄荷叶6g 金银花10g
连翘6g 板蓝根10g 牛蒡子6g 生甘草6g

水煎服二剂

陈文伯

二0一八年十二月八日

图 51　感冒案

157

咳嗽案

田某，幼儿，男，4 岁。2009 年 3 月 13 日就诊。

近月余咳嗽，稀薄痰，咽痒，曾服中西药未效。苔白质红，脉浮滑稍数，证属肺失宣发肃降，治以宣肺清肃、止嗽化痰剂。

白茅根 20g	芦根 20g	桑白皮 20g
桑叶 20g	薄荷 15g	前胡 20g
杏仁 15g	川贝母 15g	浙贝母 15g
枇杷叶 30g	紫苏子 10g	紫苏叶 10g
生甘草 15g		

单味免煎颗粒剂,2 剂,匀 20 袋,每次 1 袋,日服 4 次。

炎黄國醫館

著名中醫内科專家陳文伯教授
專家處方箋

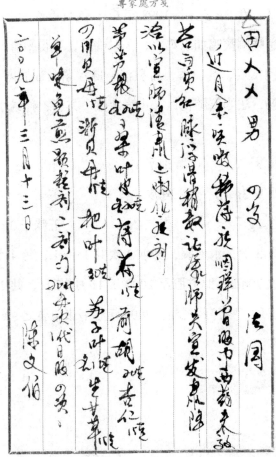

田×× 男 四岁 法国

近月余咳嗽不停，疫咽痒曾服中西药未效，苔薄黄、脉浮滑，精取证属师失宣发肃降。

治以宣师清肺止咳化痰剂。

茅芦根各30 紫菀6 前胡10 苦杏仁10
川贝母6 浙贝母6 枇杷叶10 苏子叶各10 生甘草6

单味先煎颗粒剂二剂，分四次代日服。

二〇九年三月十三日

陈文伯

图 52　咳嗽案

哮喘案

姜某，女，4 岁半。1998 年 6 月 15 日就诊。

罹患哮喘痰鸣如水鸡声，子时喘甚，不得平卧，咯稀白痰，胸闷结气，苔白滑，舌质淡，脉浮紧，证属寒痰阻肺，气机失畅，法当温肺化饮、止哮定喘。方药：仲景小青龙汤加减。

麻黄 3g	细辛 1g	干姜 2g
法半夏 3g	陈皮 3g	苏子 3g
桃仁 2g	杏仁 2g	五味子 3g

上方 3 剂，水煎服，药煎 3 次共 150mL，每 4 小时服 1 次，每次 30mL。此方服至 2000 年 11 月 15 日，共 2 年，哮喘从未发病，嘱停药观察。2006 年春节来电告之，6 年以来身健如常。

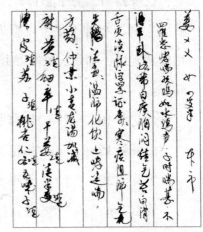

图 53　哮喘案

五迟案

王某，女，4岁。2009年1月9日就诊。

面色萎黄，语言迟缓，说话不清，择食，纳少，不会哭笑，夜寐露睛，易于感冒，大便完谷不化。证属先天不足，后天失调，心神不足，发育迟缓（天津市儿童医院查：髓鞘发育延缓，筛窦、蝶窦黏膜增厚）。治以健脾益肾、养心开智。

台党参 10g	炒白术 10g	茯苓 10g
山茱萸 15g	枸杞子 10g	山药 15g
生黄芪 30g	五味子 10g	石菖蒲 15g
远志 10g	益智仁 3g	女贞子 10g
淫羊藿 10g	鸡内金 10g	广陈皮 10g
炙甘草 9g		

上16味药研细末水丸，每次服3g，日服3次，白开水送服。

二诊：服上方精神转佳，精力充沛，语言有序，食欲倍增，继以前方进退，以观后效。

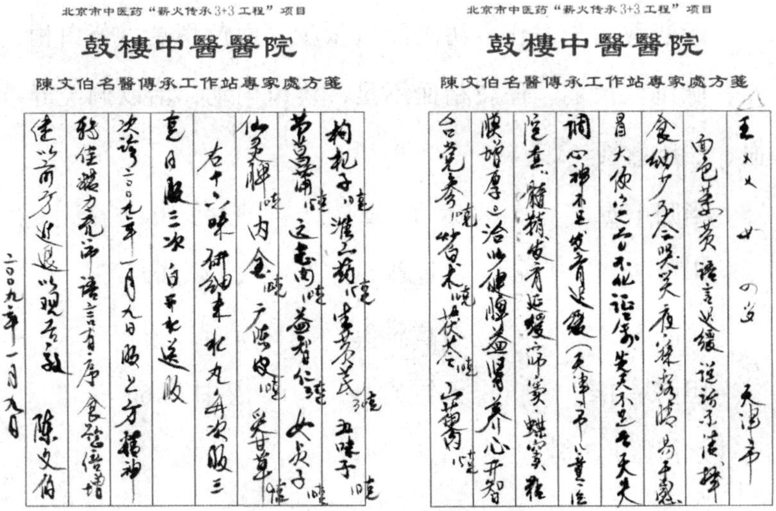
北京市中医药“薪火传承3+3工程”项目
鼓樓中醫醫院
陳文伯名醫傳承工作站專家處方箋
北京市中医药“薪火传承3+3工程”项目
鼓樓中醫醫院
陳文伯名醫傳承工作站專家處方箋

图 54　五迟案

癫痫案 1

孙某，女，12 岁。2008 年 12 月 7 日就诊。

近期癫痫未发作，初潮经血量少，面色稍黄，苔白稍腻，脉沉弦尺弱。证属精血不足，痰风内动，治以调经养血、祛痰息风。

当归 10g	赤芍 10g	白芍 10g
川芎 5g	熟地黄 5g	白术 10g
茯苓 3g	石菖蒲 3g	远志 3g
胆南星 1g	天竺黄 1g	生甘草 6g

水煎服，7 剂。

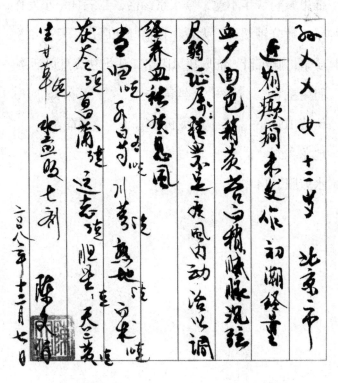

图55　癫痫案1

癫痫案 2

于某，男，13 岁。2010 年 2 月 12 日就诊。

罹患癫痫数年不愈，今来京诊治，二三日一小发作，眼直神呆，数分钟缓解，大发作抽搐吐沫眼吊，月余 1 次，苔白腻质暗，脉沉滑。证属痰风阻络，法当祛痰息风活络。

胆南星 6g	天竺黄 5g	天麻 3g
钩藤 10g	生龙齿 10g	僵蚕 5g
地龙 3g	陈皮 5g	

水煎服，14 剂。

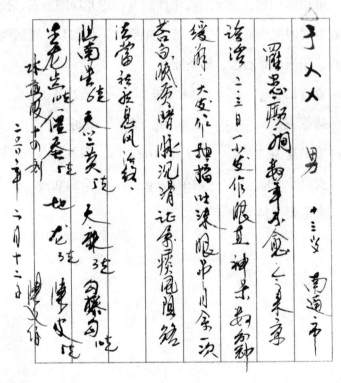

图 56　癫痫案 2

解颅案 1

高某，男，9个月。2010年4月13日就诊。

罹患脑积水，三室后占位性病变，患儿烦躁不安，夜不得寐，时时哭闹后脑肿大，苔白腻质红，脉细数。证属痰郁脑瘤，法当化痰利水、软坚散结。

薏苡仁 30g	白术 15g	云茯苓 15g
猪苓 10g	天冬 10g	陈皮 6g
姜半夏 3g	生地黄 10g	僵蚕 5g
女贞子 10g	山茱萸 6g	全蝎 0.5g

水煎服，14剂。

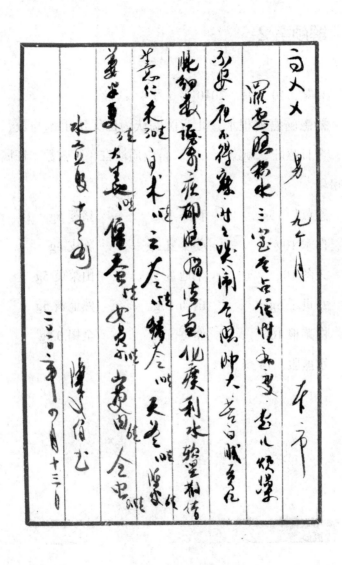

图 57　解颅案 1

解颅案 2

高某，10 个月。2010 年 6 月 4 日就诊。

罹患脑癌脑积水，儿童医院认为已无法手术与放、化疗，今日呕吐、烦躁，头大，苔白质淡红，脉弦数。证属痰浊瘀聚。

薏苡仁 15g	茯苓 10g	猪苓 5g
白术 10g	姜半夏 3g	陈皮 3g
天冬 10g	生地黄 5g	山茱萸 5g
女贞子 5g	山药 10g	熟地黄 5g
白茅根 10g	僵蚕 1.5g	全蝎 0.5g

水煎服，14 剂。

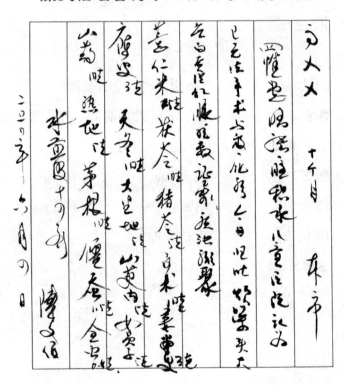

图 58　解颅案 2

四、皮外科病证

混合痔案 1

段某，女，22 岁。2008 年 12 月 12 日就诊。

便血，肛门肿痛（混合痔），便后脱肛，苔黄质红，脉弦数。证属肠风下血，治以凉血止血为主。

槐花 15g	槐米 10g	槐角 10g
地榆 10g	乌贼骨 10g	生黄芪 10g
白术 10g	生甘草 9g	

水煎服，5 剂。

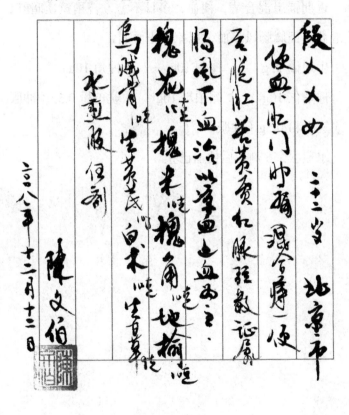

图59　混合痔案1

混合痔案 2

伯某，男，31 岁。2010 年 3 月 5 日就诊。

近期罹患混合痔，便血，多日不愈，苔稍黄质暗红，脉弦滑数。证属肠风下血，拟凉血止血剂。

生地榆 15g　　　槐花 10g　　　槐角 10g

郁李仁 10g　　　侧柏炭 10g　　　琥珀粉 0.5g（冲服）

三七粉 0.5g（冲服）

水煎服，6 剂。后便血已止。

北京市中医药"薪火传承3+3工程"项目

鼓楼中醫醫院

陳文伯名醫傳承工作站專家處方箋

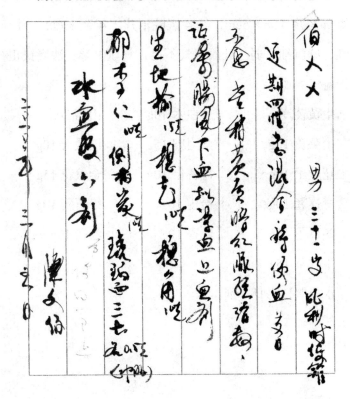

图60　混合痔案2

臀痈案

骆某，男，77 岁。2009 年 6 月 26 日就诊。

罹患消渴病、脑出血、痛风病、下肢动脉硬化狭窄，因左臀部溃疡 4cm×5cm，经各医院治疗 1 年余未愈，苔白质淡红，脉沉细尺弱。证属正气不足，气血失荣。法当扶正祛邪、益气养血。

生黄芪 30g	炒白术 10g	山药 30g
山茱萸 10g	全当归 15g	巴戟天 10g
菟丝子 10g	益智仁 10g	金银花 15g
青连翘 10g	秦皮 10g	络石藤 10g
冬瓜子 15g	乳香 10g	没药 10g
生甘草 15g		

水煎服，每日 1 剂。

北京市中医药"薪火传承3+3工程"项目

鼓樓中醫醫院

陳文伯名醫傳承工作站專家處方箋

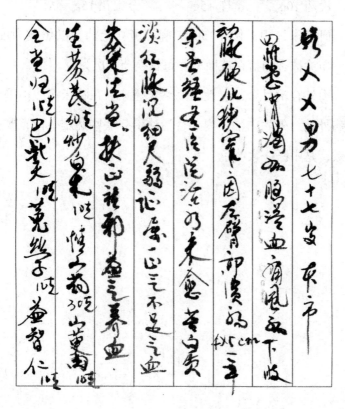

图61　臀痈案

外用方：

枯矾 15g　　　五倍子 15g　　　乳香 10g

没药 10g　　　黄连 15g　　　　金银花 15g

研细末，用三两（150g）麻油煎炸上药，以焦黄为度，用纱布涂抹香油盖在疮面上，每日换药 1 次为宜。

内外合治月余，慢性溃疡终于痊愈。在临床实践中采用内病外治、外病内治、内外合治法治疗一些疑难杂证，屡获良效，是中医一大特色。

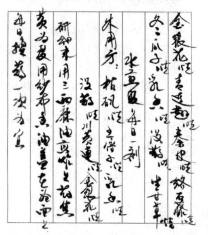

图 62　臀痈案（续）

瘰疬案

张某，女，26 岁。2010 年 2 月 26 日就诊。

罹患瘰疬（淋巴结核）二十余年，久治不愈，来诊时有低热盗汗，他症如常，苔淡黄质红，脉细数尺弱。证属虚劳盗汗，法当养阴清热、软坚散结。

北柴胡 9g	玄参 10g	生牡蛎 30g
鳖甲 10g	浙贝母 10g	夏枯草 15g
黄芩 10g	金银花 10g	猫爪草 10g
生甘草 6g		

水煎服，14 剂。

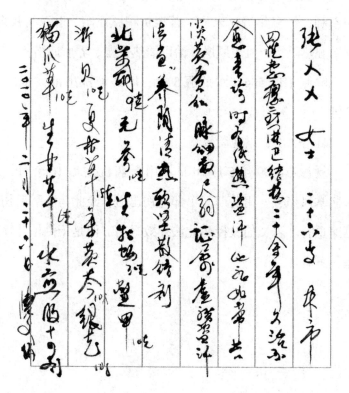

图 63 瘰疬案

鹅掌风案

杨某，男，52 岁。2009 年 4 月 25 日就诊。

近 10 年双手掌、背部鹅掌风，表面白屑开裂疼痛，屈伸不利，经多年治疗未愈。苔淡黄稍腻质暗，脉弦滑尺弱。证属湿热阻络、血虚风燥，治以清热化湿、养血通络。

鲜侧柏叶 50g，水煎服 3 次。用药液洗患部，每次 10 分钟。

日浴 3 次，以观后效。

复诊：2009 年 5 月 10 日。用上药洗浴后 10 余日，双手鹅掌风痊愈。用药期间手部外伤出血，经此药洗浴后伤口迅速愈合。陈文伯教授用此法疗效显著。但是干侧柏叶疗效差，鲜者佳。

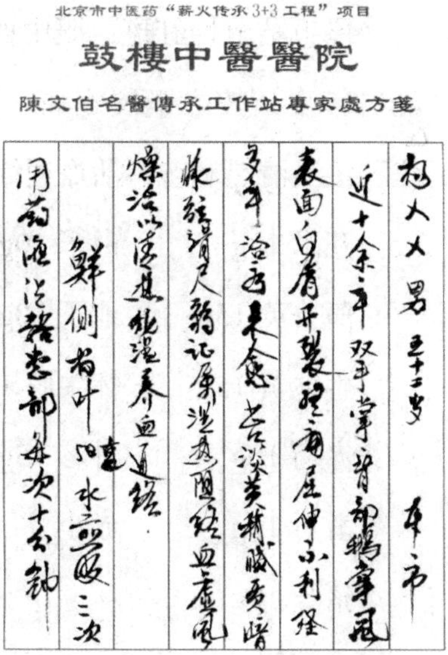

图64　鹅掌风案

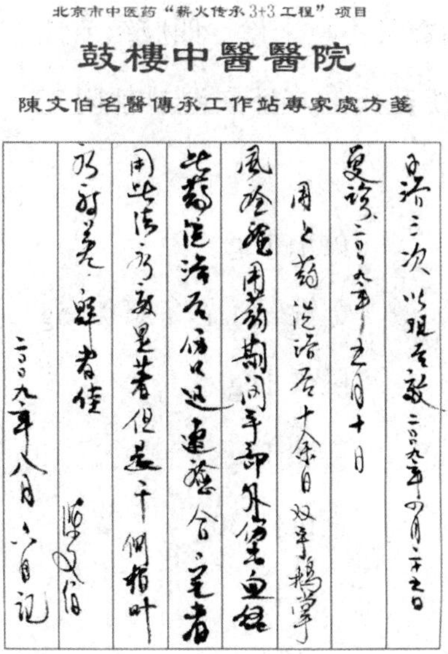

瓜藤缠案

吴某，女，37岁。2010年5月28日就诊。

罹患结节性红斑，服中西药数月不愈来诊，四肢结节性红斑较多，按之坚硬疼痛，苔淡黄质红。证属湿热郁阻三焦，法当清热利湿、活血通络。

苍术 10g	白术 10g	黄柏 10g
蒲公英 15g	地丁 10g	金银藤（忍冬藤）15g
生地黄 15g	怀牛膝 10g	桃仁 10g
赤芍 10g	丹参 15g	连翘 15g
滑石 10g	赤小豆 30g	薏苡仁 30g
猪苓 10g		

水煎服，14剂。

北京市中医药"薪火传承3+3工程"项目

鼓樓中醫醫院

陳文伯名醫傳承工作站專家處方箋

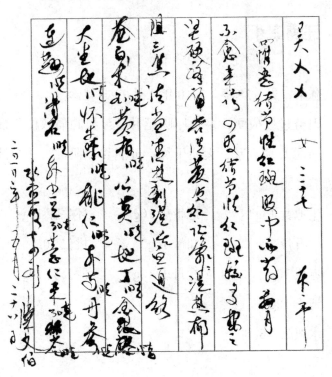

图 65　瓜藤缠案

五、五官诸窍病证

牙痛案 1

陈某，男，38 岁。2010 年 4 月 13 日就诊。

因劳过度应酬，多食厚味肥甘，牙根肿痛致使头痛难息，时时心烦意乱，大便干燥。证属胃热阴虚，法当清胃热、养肾阴。

生地黄 15g	地骨皮 10g	怀牛膝 10g
生石膏 30g	知母 10g	桃仁 10g
赤芍 10g	牡丹皮 10g	蒲公英 10g
地丁 10g		

水煎服，3 剂。

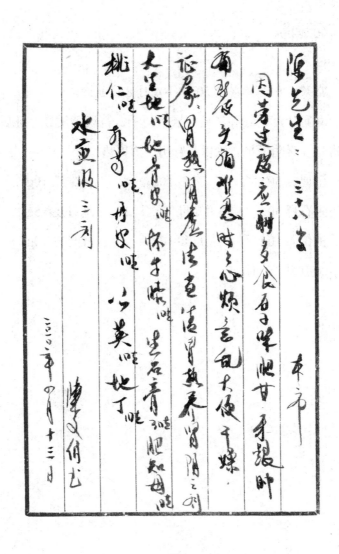

图 66　牙痛案 1

牙痛案 2

常某，女，38 岁。2008 年 6 月 8 日就诊。

时有牙疼，红肿热痛，尿黄便干，苔淡黄质红。证属阳明胃热、肾阴不足，治以益肾阴、清胃热。

生地黄 30g	玄参 10g	怀牛膝 10g
生石膏 30g	知母 10g	地骨皮 15g
桃仁泥 10g	丹参 10g	牡丹皮 10g

水煎服，3 剂。

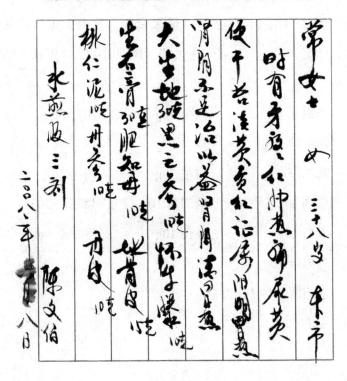

图 67　牙痛案 2

面风痛案 1

武某，女，62 岁。2009 年 7 月 3 日就诊。

心脏支架术后，消渴病，近年余罹患三叉神经痛，面部痛时如刀割，泣不成声，纳呆食少，吞咽困难，苔黄厚腻，脉沉弦尺弱。证属气血失荣、风邪阻络，拟以祛风活络止痛。

全蝎 3g	白芍 30g	川芎 9g
怀牛膝 10g	丹参 30g	细辛 3g
藁本 10g	白芷 10g	川乌 1g
草乌 1g	延胡索 10g	焦三仙 30g
赤芍 10g	没药 10g	生甘草 9g
鸡内金 10g	钩藤 10g	

水煎服，14 剂。

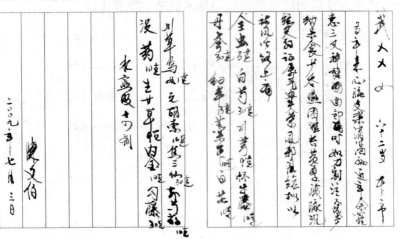

图68　面风痛案1

面风痛案 2

张某，女，72 岁。2006 年 9 月 28 日就诊。

颜面突发疼痛，其痛如刀割难以忍受，苔淡黄白腻，脉弦紧。证属面痹顽痛，法当息风活络、散寒止痛。

杭白芍 15g	全蝎 3g	天龙 3g
地龙 3g	蜈蚣 1 条	钩藤 15g
川乌 2g	草乌 2g	藁本 10g
细辛 3g	白芷 3g	川芎 6g
生甘草 6g		

水煎服 7 剂，日服 2 次。

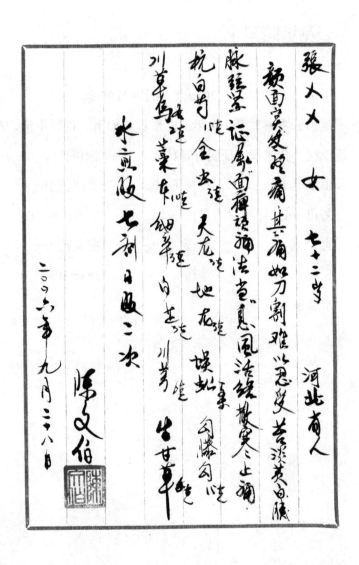

图 69　面风痛案 2

云雾移睛案 1

汪某，男，34 岁。2010 年 3 月 9 日就诊。

罹患云雾移睛病，3 年多以来日益加重，视物不清，苔淡黄质红，脉弦细。证属肝肾精虚，拟以滋阴明目。

山茱萸 10g	枸杞子 10g	生地黄 10g
菊花 10g	夏枯草 10g	生石决明 10g
玄参 10g	葳蕤仁 10g	密蒙花 10g
青葙子 10g	珍珠母 30g	磁石 30g

水煎服，14 剂。

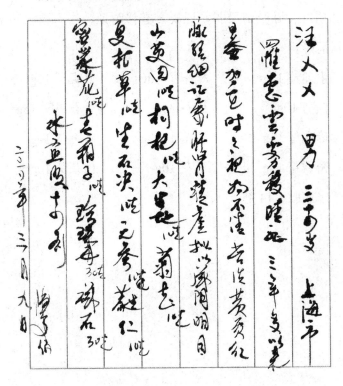

图 70 云雾移睛案 1

云雾移睛案 2

庄某，男，34 岁。2010 年 4 月 2 日就诊。

罹患蚊蝇病，时有飞蚊在目中飞来飞去，影响视力，苔白腻质红，脉弦细尺弱。证属云雾移睛证，法当滋水涵木、明目清障。

生地黄 15g	枸杞子 10g	女贞子 10g
白芍 10g	磁石 30g	生石决明 15g
珍珠母 15g	青葙子 10g	葳蕤仁 10g
密蒙花 10g	菊花 10g	山茱萸 10g

水煎服，14 剂。

北京市中医药"薪火传承3+3工程"项目

鼓樓中醫醫院

陳文伯名醫傳承工作站專家處方箋

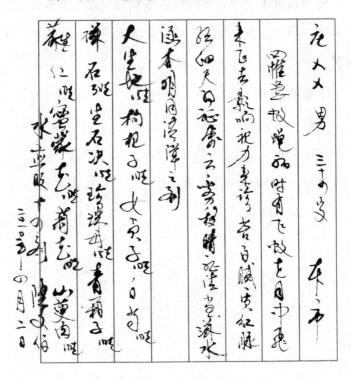

图 71 云雾移睛案 2

云雾移睛案 3

魏某，女，72 岁。2010 年 5 月 2 日就诊。

罹患高血压，云雾移睛病多年不愈，近来头痛头胀，下肢疼痛，阴天加重，眼飞黑花，苔淡黄质暗，脉弦动。证属肝肾不足，法当滋补肝肾明目。

生地黄 15g	山茱萸 10g	枸杞子 10g
葳蕤仁 10g	白芍 15g	川芎 6g
丹参 15g	夏枯草 10g	磁石 15g
生石决明 10g	天麻 10g	钩藤 15g

水煎服，14 剂。

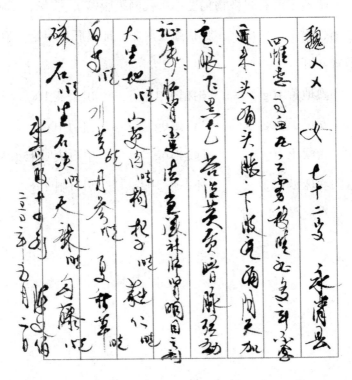

图 72　云雾移睛案 3

视瞻昏渺案

王某，男，20 岁。2009 年 3 月 30 日就诊。

眼疾术后右眼视物仍变形（视网膜脱落），头晕，耳鸣，头痛，唇干苔白质红，脉弦细数尺弱。证属肝肾不足，治以益肾养肝。

熟地黄 10g	枸杞子 15g	山茱萸 10g
女贞子 10g	当归 10g	白芍 10g
密蒙花 10g	远志 10g	生石决明 15g
珍珠母 15g	怀牛膝 10g	川石斛 10g

水煎服，14 剂。

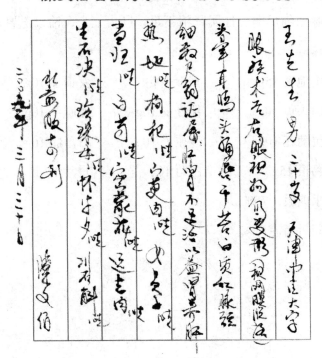

图 73　视瞻昏渺案

耳鸣案

陈某，男，72岁。2009年2月18日就诊。

耳鸣如蝉，时而如风雨声，时而如洪水轰鸣，苔淡黄质红，脉弦细尺弱。证属肾精不足、肝火上炎，治以滋肾水、清肝热。

生地黄 15g	玄参 10g	女贞子 10g
山茱萸 10g	牡丹皮 10g	龙胆草 10g
杭菊花 10g	炒栀子 10g	石菖蒲 10g
葛根 15g	白芍 10g	丹参 15g

水煎服，7剂。

药后诸症均减。

北京市中医药"薪火传承3+3工程"项目

鼓樓中醫醫院

陳文伯名醫傳承工作站專家處方箋

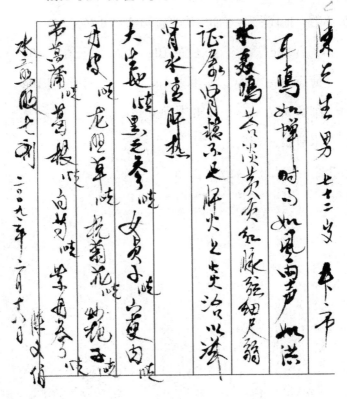

图74　耳鸣案

鼻渊案

邓某，男，32 岁。2010 年 4 月 13 日就诊。

罹患鼻渊症多年未愈，近因外感鼻塞流涕，苔白质红，脉浮数。证属肺热寒郁，法当宣肺清热开窍。

辛夷 10g	白芷 10g	苍耳子 10g
薄荷 10g	麻黄 6g	牡丹皮 10g
细辛 3g	生甘草 6g	

水煎服，6 剂。

北京市中医药"薪火传承3+3工程"项目

鼓樓中醫醫院

陳文伯名醫傳承工作站專家處方箋

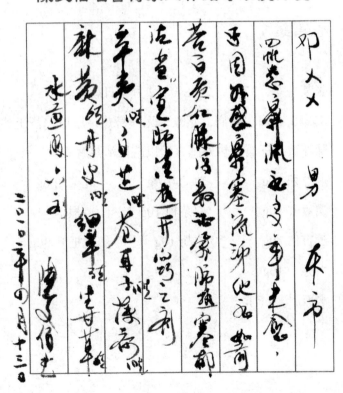

图75 鼻渊案

六、肺病证

感冒案 1

张某，女，37 岁。2008 年 12 月 4 日就诊。

头痛、身痛、咽痛，咳嗽，无汗身热，尿黄，苔淡黄质红，脉浮数。证属内热外感，治以疏风清热解表。

荆芥穗 10g	薄荷叶 9g	北柴胡 6g
淡豆豉 10g	白茅根 10g	芦根 10g
苦杏仁 10g	前胡 10g	枇杷叶 30g
牛蒡子 10g	生甘草 9g	

水煎服，2 剂。

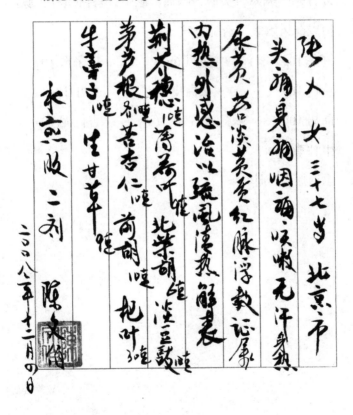

图76　感冒案1

感冒案 2

徐某，男，64 岁。2008 年 12 月 1 日就诊。

近日外感风寒，头痛、咽痛、咳嗽，苔白质红，脉浮稍数。拟以疏风解表、清肺止咳。

荆芥 10g	防风 6g	白茅根 10g
芦根 10g	桑白皮 10g	桑叶 10g
前胡 10g	枇杷叶 10g	杏仁泥 10g
生甘草 6g		

水煎服，3 剂。

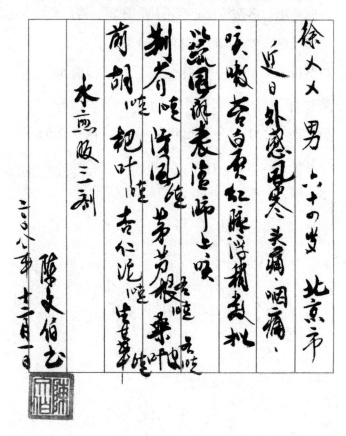

图 77 感冒案 2

感冒案 3

徐某，女，70 岁。2008 年 4 月 4 日就诊。

外感咳嗽，鼻塞流涕，身不热，尿黄，苔白质红，脉浮数。证属风热咳嗽，拟以清热解表止嗽。

白茅根 5g	芦根 5g	薄荷 6g
桑叶 5g	荆芥穗 5g	杏仁 3g
前胡 5g	枇杷叶 9g	淡豆豉 5g
生甘草 6g		

水煎服，3 剂。

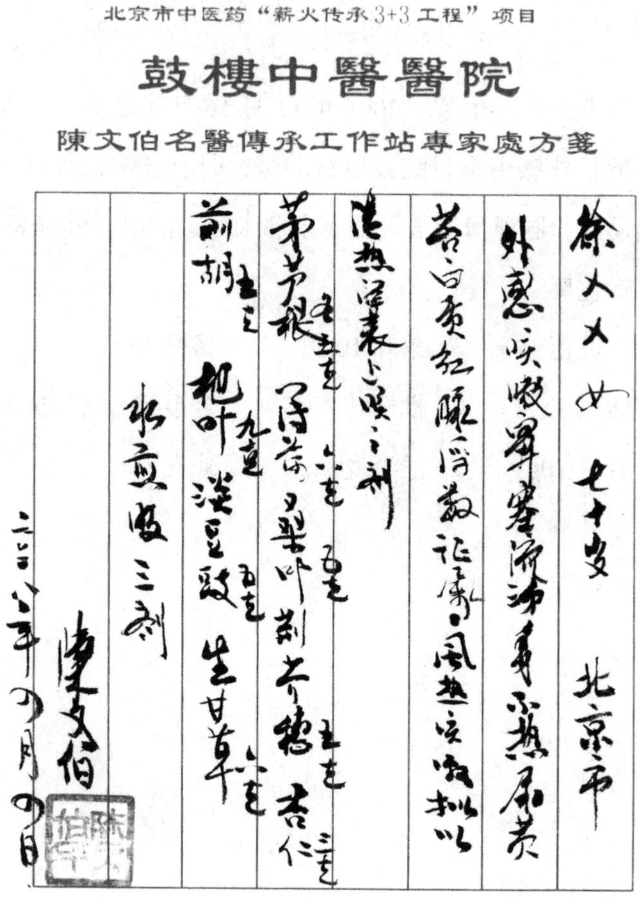

北京市中医药"薪火传承3+3工程"项目

鼓樓中醫醫院

陳文伯名醫傳承工作站專家處方箋

徐×× 女 七十岁 北京市

外感咳嗽鼻塞流涕身不热恶寒

苔白质红脉浮数证属风热咳嗽拟以

清热解表止咳之剂

茅芦根各五钱 浮萍六钱 桑叶五钱 荆芥穗三钱 杏仁三钱

前胡三钱 枇杷叶九钱 淡豆豉五钱 生甘草六钱

水煎服 三剂

陈文伯

二〇〇八年〇月〇日

图78　感冒案3

咳嗽案 1

张某，女，36 岁。2008 年 11 月 16 日就诊。

近日外感头晕目眩，肩背酸楚，时有咳嗽，数日不愈，苔白质红，脉浮滑稍数。证属余邪未尽，治以疏风解表、宣肺止嗽化痰。

荆芥穗 10g	桑叶 10g	葛根 15g
防风 3g	枇杷叶 30g	金银藤（忍冬藤）30g
杏仁 10g	清半夏 6g	陈皮 10g
生甘草 9g		

水煎服，2 剂。

北京市中医药"薪火传承3+3工程"项目

鼓樓中醫醫院

陳文伯名醫傳承工作站專家處方箋

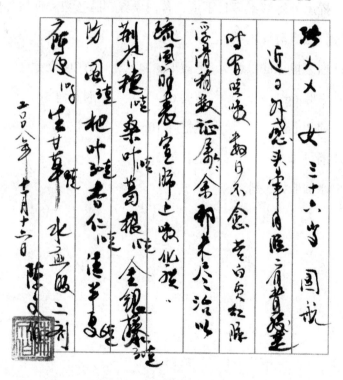

图 79 咳嗽案 1

咳嗽案 2

郝某，女，8 岁。2010 年 3 月 23 日就诊。

罹患外感咳嗽多日不愈，苔白质红，脉弦数。证属外感咳嗽，法当清解止嗽。

白茅根 10g	芦根 10g	桑白皮 6g
桑叶 6g	薄荷 6g	荆芥穗 5g
前胡 6g	枇杷叶 10g	杏仁 6g
浙贝母 6g	生甘草 5g	

水煎服，5 剂。

北京市中医药"薪火传承3+3工程"项目

鼓樓中醫醫院

陳文伯名醫傳承工作站專家處方箋

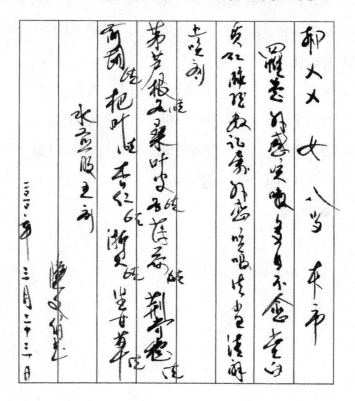

图80　咳嗽案2

咳嗽案 3

刘某，女，76 岁。2010 年 3 月 9 日就诊。

罹患间质性肺炎，放置心脏支架 2 个，近日胸闷、咳嗽、痰多不利，苔白质暗，脉弦滑弱。证属肺脉瘀阻，法当祛痰化瘀理气。

紫苏子 10g	炒莱菔子 10g	白芥子 6g
炒白术 10g	茯苓 10g	桃仁 10g
杏仁 10g	丹参 10g	全当归 10g
广陈皮 10g	厚朴 6g	石菖蒲 10g
远志 10g		

水煎服，14 剂。

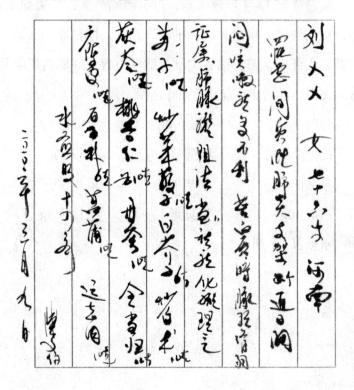

图 81　咳嗽案 3

哮病案 1

陈某，男，15 岁。2003 年 3 月 16 日就诊。

罹患哮喘 13 年至今未愈，近日咳喘严重，气喘如水鸡声，胸闷气结，痰白黏稠，平时喜肉食，体稍胖，活动少，尿黄，大便干，苔黄腻舌尖红，脉浮滑数。证属热痰阻肺、宣降失司，法当清热宣肺、止哮定喘。

麻黄 9g	杏仁 10g	川贝母 10g
枇杷叶 30g	鱼腥草 30g	黄芩 10g
葶苈子 10g	前胡 15g	瓜蒌 30g
白前 10g	浙贝母 10g	生甘草 9g

水煎服，7 剂。

北京市中医药"薪火传承3+3工程"项目

鼓樓中醫醫院

陳文伯名醫傳承工作站專家處方箋

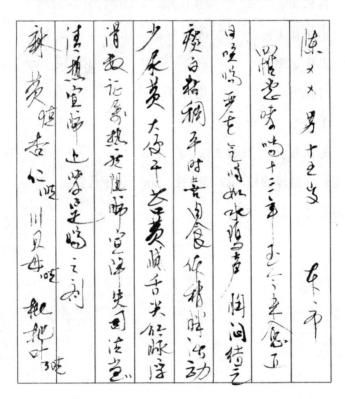

图82　哮病案1

服上方 2 个月余，哮喘已平，喉部尚有痰声，更方：

蛤蚧 1 对	麻黄 12g	桃仁 20g
杏仁 20g	细辛 3g	干姜 6g
清半夏 10g	陈皮 10g	紫苏子 10g
五味子 10g	白芥子 6g	生黄芪 30g
红花 10g	生甘草 6g	

上方 5 剂，研细末。

每次服 9g，日服 3 次，白开水送服。至 2004 年哮喘未再发作，嘱停服中药以观后效。2006 年 3 月告之，哮喘始终未再发作，健如常人。

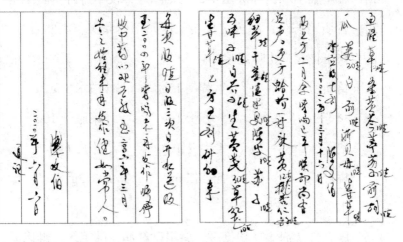

图 83 哮病案 1（续）

哮病案 2

张某，女，48 岁。1959 年 11 月 25 日就诊。

哮喘发作 20 余年，近期咳喘持续发作，喉中痰鸣如拽锯声，胸膈不利，呼吸困难，动则喘甚，夜不得卧，唇甲紫绀，舌质暗苔少，脉沉弦尺弱。证属正虚邪实、痰邪阻肺，法当扶正化痰、止哮定喘。

蛤蚧粉 3g	生黄芪 15g	炒白术 15g
茯苓 10g	紫苏子 10g	炒莱菔子 10g
白芥子 3g	姜半夏 10g	广陈皮 6g
桃仁 6g	苦杏仁 6g	沉香 3g

水煎服，7 剂。

服上方 7 剂，哮喘已平，唇甲已红润，脉沉缓。继以温肺化饮、健脾化痰、纳气归原、导龙归海之剂治之。

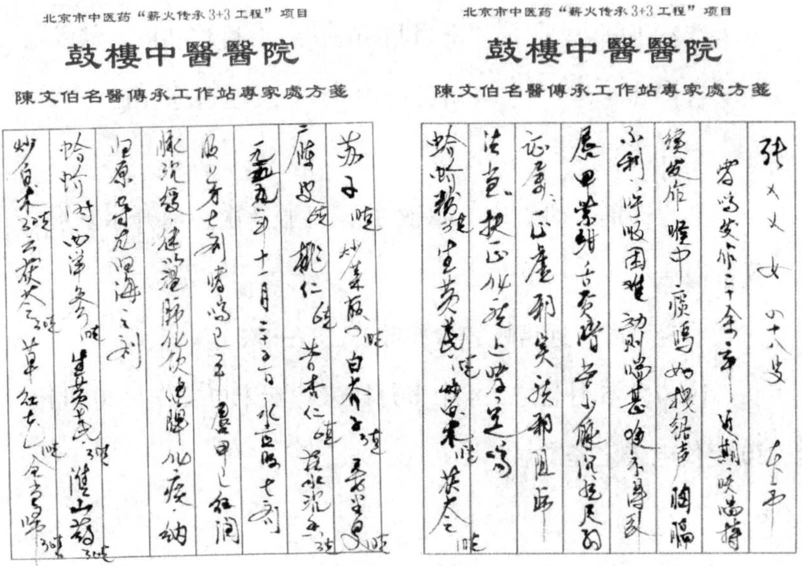

图 84　哮病案 2

蛤蚧 1 对　　　　西洋参 10g　　　　生黄芪 30g

山药 30g　　　　炒白术 30g　　　　云茯苓 30g

红花 10g　　　　全当归 30g　　　　桃仁 20g

杏仁 20g　　　　川贝母 10g　　　　五味子 10g

生甘草 9g

上方 5 剂，研细末，每次 3g，日服 3 次，白开水送服，冀希根治。

嘱避风寒，远房帏，少厚味。

1960 年 5 月告之，4 个多月以来哮喘未再发作，20 世纪 80 年代电告之痊愈。

北京市中医药"薪火传承3+3工程"项目

鼓樓中醫醫院

陳文伯名醫傳承工作站專家處方箋

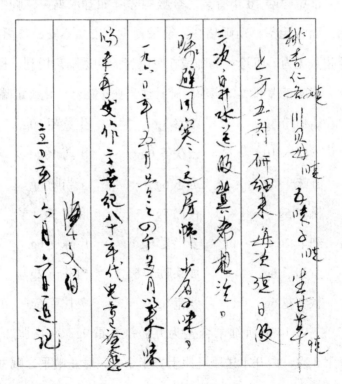

图85　哮病案2（续）

哮病案3

程某，男，16岁。2004年4月19日就诊。

罹患哮喘10年有余，今喉中哮鸣如有水鸡声，胸中痞闷，面色无华，动则喘甚，纳呆食少，夜寐不安，苔白腻，脉弦数无力。听诊：两肺散在哮鸣音。胸透膈角锐利，桶状胸。证属正虚邪实、痰浊阻肺。法当扶正祛邪、化痰定喘。

蛤蚧粉 3g	红参 3g	生黄芪 10g
炒白术 10g	云茯苓 6g	山药 10g
五味子 6g	远志 6g	全当归 6g
桃仁 5g	杏仁 5g	麻黄 3g
细辛 2g	姜半夏 6g	广陈皮 6g
紫苏子 6g	炒莱菔子 6g	白芥子 2g
款冬花 6g	紫菀 6g	炙甘草 6g

上方14剂研细末合蜜为丸，每丸重9g，每次服2丸，日服3次，白开水送服。服上方半个月，哮止喘平，嘱丸药以缓图根治。至2005年6月未再发病。

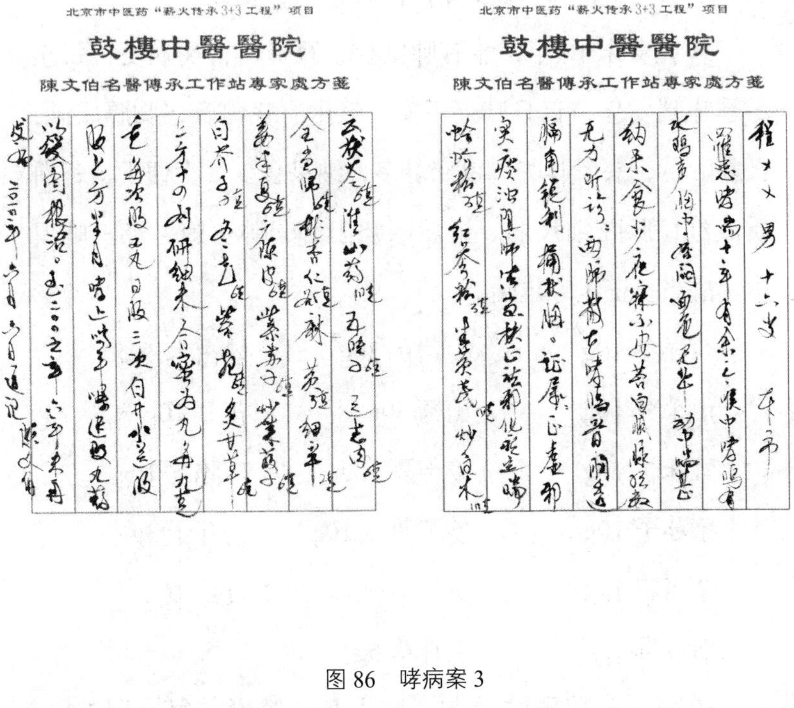

图 86　哮病案 3

哮病案 4

李某，女，46 岁。2004 年 2 月 15 日就诊。

哮喘发作 10 年，兼有肺结核、肾炎、胃炎病史，每至冬季哮喘发作，近日喘促不安，喉中有哮鸣音，胸膈胀满，腰膝酸楚，头晕耳鸣。夜寐梦多，纳呆食少，大便干，苔白质淡红，脉弦细尺弱。证属寒痰阻肺，肺、脾、肾三脏俱虚。法当扶正止哮定喘。

西洋参 10g	生黄芪 30g	炒白术 10g
山茱萸 10g	山药 30g	茯苓 10g
五味子 10g	姜半夏 10g	广陈皮 10g
紫苏子 10g	炒莱菔子 10g	白芥子 3g
全当归 10g	桃仁 10g	杏仁 10g
浙贝母 10g	生甘草 6g	

10 剂，免煎颗粒混匀，装入 0.5g 胶囊，每次服 5 粒，日服 3 次。嘱避风寒，少肥甘，远房帷。共服 3 个月中药，哮喘未再发作。嘱停药观察，至 2005 年哮喘未再发作。

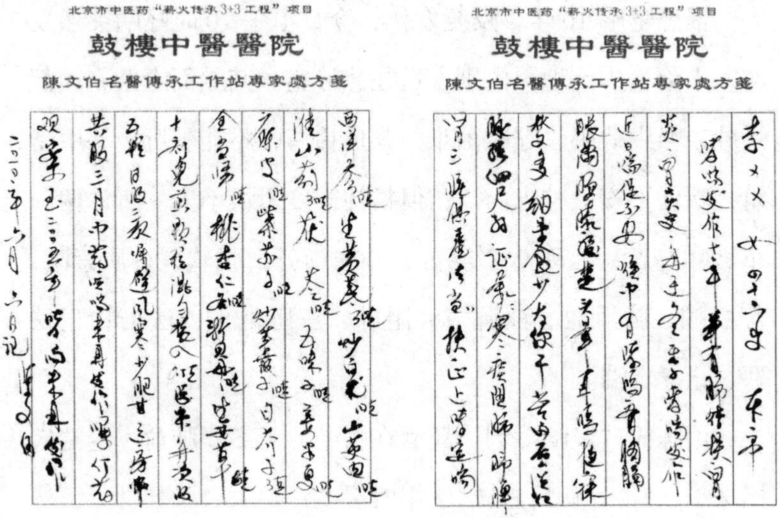

图87 哮病案4

哮病案 5

广某，男，78 岁。2005 年 8 月 16 日就诊。

罹患哮喘 10 年，反复发作，今日上午 10 时哮喘突然发作，来诊途中倒地，由别人送往急诊室。其颜面青紫，面部浮肿，喉中痰鸣，呼吸困难，张口抬肩，不能平卧，唇甲紫绀，喘促不安，神志尚清，但精神极度恐惧不安。听诊两肺布满哮鸣音，心率 96 次 / 分，心律尚齐，腹软，舌质紫暗，苔白腻，脉滑数。证属寒痰阻肺、三脏俱虚，法当扶正祛邪、止哮定喘。

用陈氏"定喘擦剂"药酒在膻中、天突、肺俞、定喘穴擦抹 10 分钟，病情好转，1 小时后主症消失，状如常人，然后服陈氏定喘散，每次 9g，日服 3 次，以观后效。

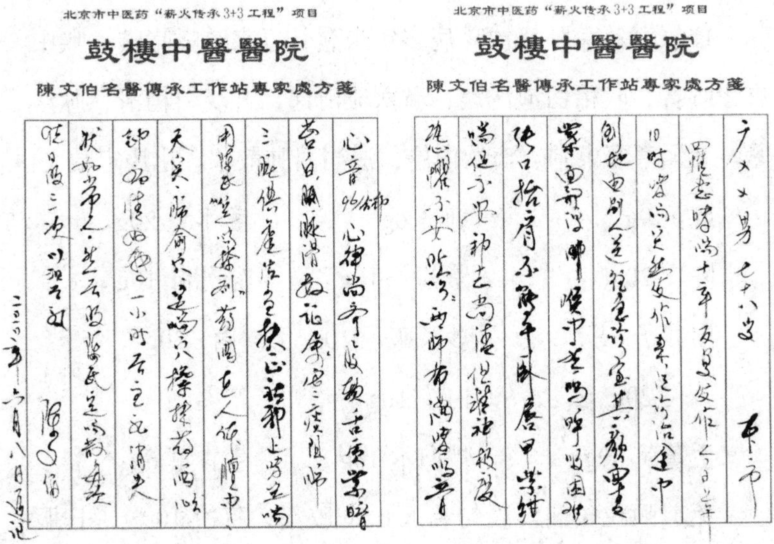

图 88　哮病案 5

哮病案 6

程某，男，54 岁。2001 年 4 月 26 日就诊。

罹患寒邪束肺痰饮哮病多年未愈，近来咳嗽哮喘，喉中有哮鸣音，咳稀白泡沫痰，鼻塞流清涕，苔淡白稍滑，脉浮紧。证属寒邪束肺、痰饮内停，法当温肺散寒、化痰定喘。

麻黄 9g	细辛 6g	姜半夏 20g
陈皮 20g	紫苏子 10g	紫苏叶 10g
白芥子 6g	炒莱菔子 10g	桃仁 20g
杏仁 20g	白芷 10g	辛夷 10g
生黄芪 30g	炒白术 10g	生甘草 6g

免煎颗粒 5 剂，混匀装入 0.5g 胶囊，每次 10 粒，日服 3 次，白开水送服。嘱多散步，少厚味，避风寒，远房帷。

2001 年 12 月 21 日告之，鼻塞、哮病未再发作。2005 年春节特告，哮喘病从未发病。

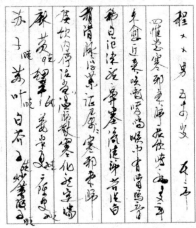

图 89 哮病案 6

哮病案 7

张某，男，42 岁。1959 年 3 月 6 日就诊。

罹患哮喘多年不愈，求余用中药治疗。近日咳喘继作，喉中有水鸡声，胸闷结气，稀薄痰，有泡沫，纳呆食少，腰酸乏力，舌淡红苔白，脉沉弦尺弱。证属正虚邪实、痰饮阻肺，法当扶正祛邪、止哮定喘。

西洋参 15g	藏红花 10g	蛤蚧 1 对
川贝母 30g	桃仁 20g	杏仁 20g
浙贝母 10g	生黄芪 30g	白术 30g
生甘草 9g		

上方 7 剂，共研细末。每次服 3g，白开水送服。

服上方哮喘稳定，未再发作。嘱继服前方 7 剂，以观后效。1959 年 12 月 20 日电告，哮喘未发作。嘱停服上药，每日喝山药粥 1 次，吃核桃仁 4 个。至 1965 年 11 月来门诊告之，一切良好。

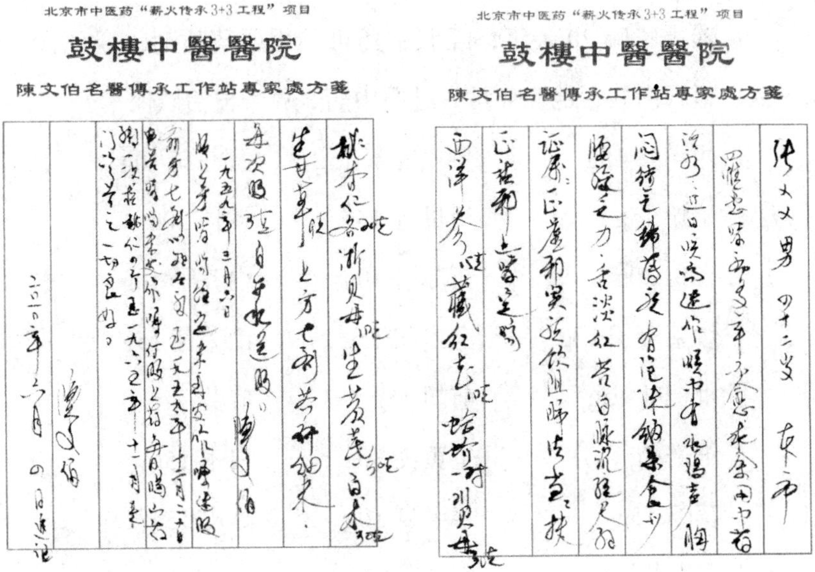
北京市中医药“薪火传承3+3工程”项目
鼓樓中醫醫院
陳文伯名醫傳承工作站專家處方箋
北京市中医药“薪火传承3+3工程”项目
鼓樓中醫醫院
陳文伯名醫傳承工作站專家處方箋

图 90　哮病案 7

哮病案 8

苏某，女，瑞士。2010 年 6 月 9 日就诊。

罹患哮喘 20 余年，经服中药可不用西药喷剂，今日食欲、睡眠尚好，他症如常，继服中药，冀希根治以保平安。

西洋参 15g	冬虫夏草 15g	藏红花 10g
蛤蚧 15g	川贝母 15g	桃仁 20g
杏仁 20g	紫苏子 10g	白芥子 10g
炒莱菔子 10g	全当归 15g	山茱萸 15g
枇杷叶 15g	前胡 15g	麻黄 9g
细辛 5g	生黄芪 30g	白术 15g
茯苓 15g	姜半夏 10g	陈皮 15g
三七粉 5g	生甘草 15g	

免煎颗粒剂装入 0.5g 胶囊，每次服 10 粒，日服 2 次，白开水送服。嘱避寒凉，少厚味。

鼓樓中醫醫院

陳文伯名醫傳承工作站專家處方箋

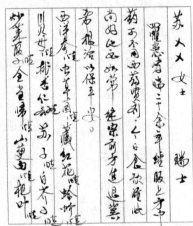

北京市中医药"薪火传承3+3工程"项目

鼓樓中醫醫院

陳文伯名醫傳承工作站專家處方箋

图91 哮病案8

哮病案 9

刘某，女，60 岁。1977 年 8 月 17 日就诊。

罹患热哮病 7 年并发肺气肿，近日喘促不安，夜不得卧，喉中有喘鸣音，咳喘痰黄，不易咯出，胸腹痞闷发热，恶风寒，舌红苔薄白，脉浮数。证属外感风寒、肺热痰阻，法当疏风宣肺、清热化痰定喘。

麻黄 6g	杏仁 10g	生石膏 30g
甘草 6g	鱼腥草 30g	枇杷叶 15g
前胡 10g	白前 10g	桃仁 10g
红花 10g	川贝母 10g	

水煎服，7 剂。

服上方寒热已退，哮喘已近平复。更方：

西洋参 15g	生黄芪 30g	蛤蚧粉 10g
炒白术 30g	山茱萸 30g	山药 30g
五味子 10g	桃仁 20g	杏仁 20g
川贝母 10g	枇杷叶 30g	浙贝母 10g
全当归 30g	红花 10g	生甘草 9g

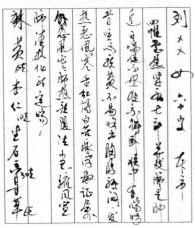

图 92 哮病案 9

上方 5 剂，研细末，每次服 5g，日服 3 次，白开水送服。1978 年 5 月告之，哮喘未再发作。1986 年转告，哮喘已除，健如常人。

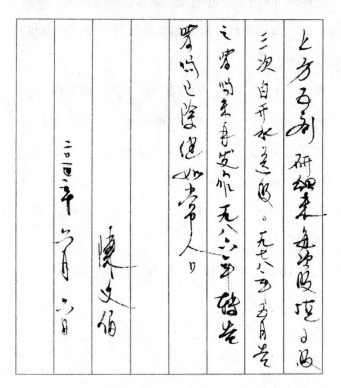

图93 哮病案9(续)

哮病案 10

某女，52 岁。2008 年 3 月 4 日就诊。

患哮喘 40 余年，近期发作频繁，咳喘痰鸣，胸闷气结，动则心悸，苔白质红，脉沉弦细滑尺弱。证属正虚邪实，法当扶正祛邪。

西洋参 15g	西红花 5g	川贝母 15g
桃仁 10g	杏仁 10g	山药 10g
紫苏子 15g	炒莱菔子 10g	白芥子 6g
蛤蚧 1 对	山茱萸 10g	麦冬 10g
五味子 10g	炒白术 10g	炙黄芪 10g
生甘草 6g		

上方 10 剂，研细末，每次 5g，日服 3 次。

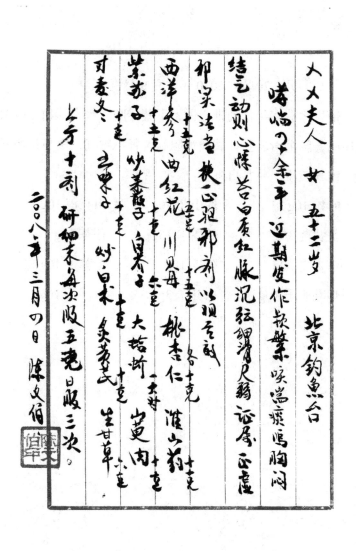

图94　哮病案10

哮病案 11

黄某，男，70 岁。2010 年 3 月 9 日就诊。

罹患哮喘多年，动则心悸，下肢浮肿，痰多不利，苔白腐质暗，脉沉滑弱。证属痰浊阻肺、肾不纳气，法当祛痰开肺、纳气归原、导龙归海。

蛤蚧 10g	怀山药 30g	山茱萸 10g
炙黄芪 30g	炒白术 15g	茯苓 10g
清半夏 10g	陈皮 10g	紫苏子 10g
炒莱菔子 10g	白芥子 3g	海浮石 10g

水煎服，14 剂。

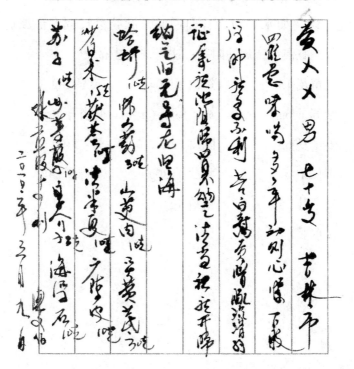

图 95　哮病案 11

哮病案 12

薛某，女，47岁。2010年2月26日就诊。

罹患哮喘10余年未愈，近日哮喘甚，夜不得卧，胸闷结气，痰鸣如水鸡声，苔白质暗，脉弦滑尺弱。证属肺、脾、肾三脏俱虚，痰浊阻肺；法当扶正祛邪。

生黄芪 15g	炒白术 10g	茯苓 10g
紫苏子 6g	炒莱菔子 6g	白芥子 3g
姜半夏 6g	陈皮 6g	桃仁 10g
杏仁 10g	葶苈子 30g	五味子 10g
枇杷叶 15g	蛤蚧 1g	

水煎服，14剂。

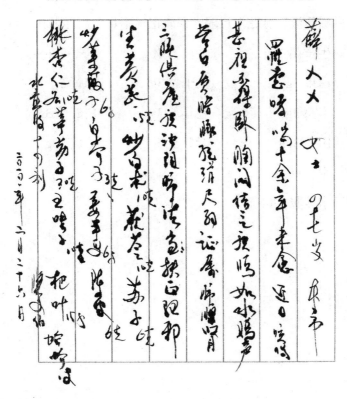

图 96 哮病案 12

哮病案 13

郑某，男，12 岁。2010 年 5 月 21 日就诊。

罹患哮喘多年，近日鼻塞、流涕、打喷嚏，咳嗽痰鸣，苔白腻质淡，脉弦滑尺弱。证属正气不足，痰湿阻肺。

生黄芪 15g	炒白术 10g	茯苓 10g
白果 3g	太子参 3g	麻黄 5g
辛夷 3g	苍耳子 3g	白芥子 3g
山药 30g	紫苏子 6g	陈皮 10g
生甘草 5g		

水煎服，14 剂。

北京市中医药"薪火传承3+3工程"项目

鼓楼中醫醫院

陳文伯名醫傳承工作站專家處方箋

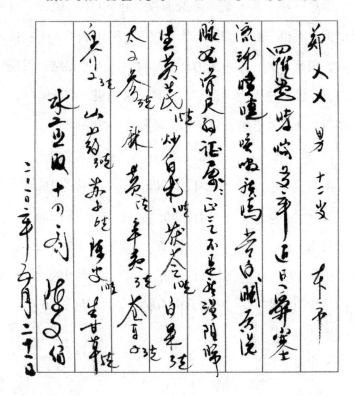

图97 哮病案13

喘证案 1

葛某，男，88 岁。1998 年 2 月 16 日就诊。

罹患哮喘、肺心病、心衰Ⅲ度，已 30 年有余，近日呼吸短促，不得平卧，动则心悸、短气，喉中痰鸣，下肢按之凹陷，眼睑浮肿，语声无力，纳呆食少，大便秘结，舌质暗苔白腐，脉沉细无力尺弱甚。证属五脏虚衰，痰浊阻肺，心脉瘀阻；法当补五脏，化痰饮，通肺气，祛瘀阻。

西洋参 5g	红人参 5g	蛤蚧粉 3g
生黄芪 30g	炒白术 20g	云茯苓 10g
五味子 10g	山药 30g	全当归 20g
麦冬 10g	南沙参 20g	小玉竹 10g
桃仁 10g	杏仁 10g	赤芍 10g
丹参 10g	川贝母 10g	葶苈子 30g
生甘草 6g		

水煎服，7 剂。

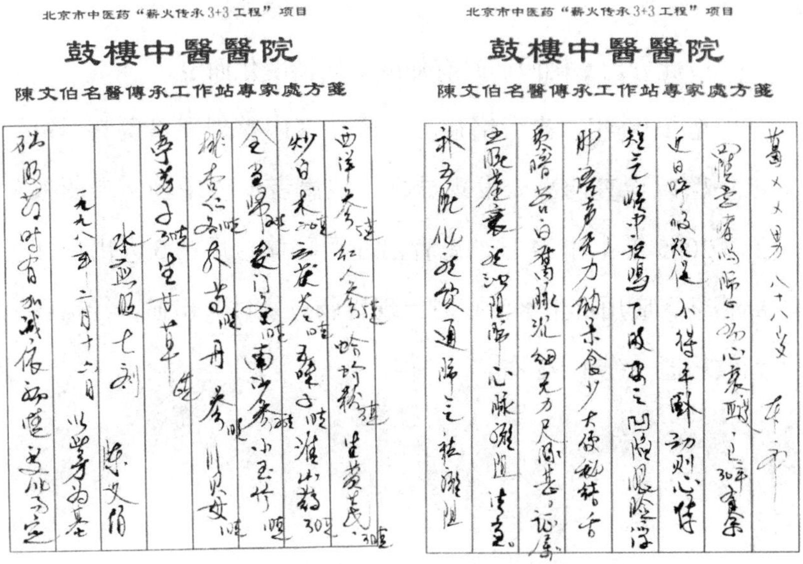

图98　喘证案1

以此方为基础服药时有加减依病情变化而定。

至 2000 年，患者诸症除，可在室内整理书籍资料，每年去医院检查两次未发现异常。嘱患者继服中药，缓图根治。2005 年 4 月 24 日，患者前往医院体检后第 3 天出现肺部感染，应用抗生素治疗时出现胃肠过敏性大出血，经抢救无效病逝，终年 95 岁。

北京市中医药"薪火传承3+3工程"项目

鼓樓中醫醫院

陳文伯名醫傳承工作站專家處方箋

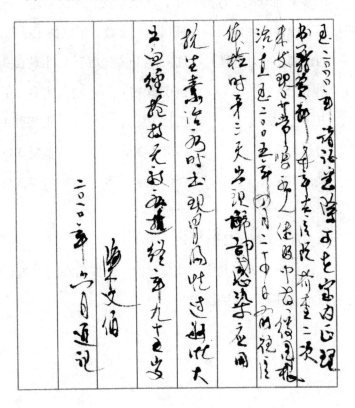

图99　喘证案1（续）

喘证案 2

黄某，女，88 岁。2004 年 11 月 6 日就诊。

因多脏器衰竭，浮肿加重，喘促不安，动则喘甚，苔白腐质暗，脉微细欲绝尺弱。证属正气衰败，治以扶正祛邪。

西洋参 10g（先煎）	红人参 3g（先煎）	生黄芪 30g
白术 15g	云茯苓 15g	麦冬 15g
五味子 10g	玉竹 10g	山茱萸 15g
山药 30g	葶苈子 30g	黄精 10g
桃仁 10g	杏仁 10g	丹参 30g
赤芍 10g	蛤蚧 1 对	

水煎服，7 剂，日服 3 次。

二诊：服上方半月余，病危已除，出院后在门诊进行治疗，以水丸进退，病情稳定。

北京市中医药"薪火传承3+3工程"项目

鼓樓中醫醫院

陳文伯名醫傳承工作站專家處方箋

北京市中医药"薪火传承3+3工程"项目

鼓樓中醫醫院

陳文伯名醫傳承工作站專家處方箋

黄×　女　八十八岁　東城

因呼吸喘促，喉间痰鸣，所致湾咕嗽空
喘促不安，动则喘甚，苔白腻乏暗脉
微细軟弱尺弱，证屬心肺虚咳治以杭

止嗽散
西洋参10克（另）　红人参10克（另）
炙款冬花10克　蜜炙麻黄10克　生苏叶10克
黄芩10克　淮山药30克　炒苏子30克　黄精10克
桃杏仁各10克　丹参30克　赤芍10克　玳玳花10克
水煎服七剂　日服三次

二诊：服之才半月余喘促已除
为巩固去门诊继以前法丸剂治疗以收
丸缓复病根理空。

二○○九年十一月六日　　　陈文伯

七、心脑病证

心悸案 1

刘某，男，72 岁。2010 年 4 月 2 日就诊。

罹患心悸短气多年，近日因劳累顿感病情加重，神疲嗜卧，苔白质淡红，脉促数。证属心气、心血不足，法当养心血、益心气。

红人参 10g	麦冬 15g	五味子 10g
生地黄 10g	全当归 15g	炒酸枣仁 10g
柏子仁 10g	远志肉 10g	炙黄芪 30g
炒白术 10g	茯苓 10g	炙甘草 9g

水煎服，14 剂。

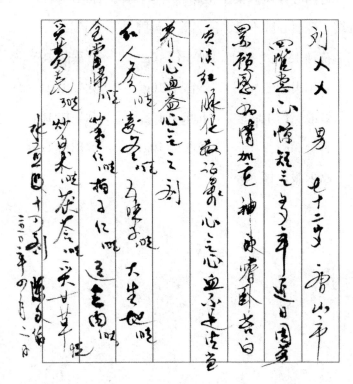

图 101 心悸案 1

心悸案 2

米某，女，52 岁，辛立庄人。2010 年 5 月 2 日就诊。

近因心悸短气夜不得寐，纳呆食少，苔白质淡红，脉弦细缓。证属心脾不足，法当养心健脾、安神定志。

茯神 15g	柏子仁 10g	石菖蒲 10g
远志肉 10g	炒白术 10g	党参 10g
炒酸枣仁 10g	五味子 10g	刺五加 10g
百合 30g	龙眼肉 10g	琥珀粉 1g

水煎服，14 剂。

北京市中医药"薪火传承3+3工程"项目

鼓樓中醫醫院

陳文伯名醫傳承工作站專家處方箋

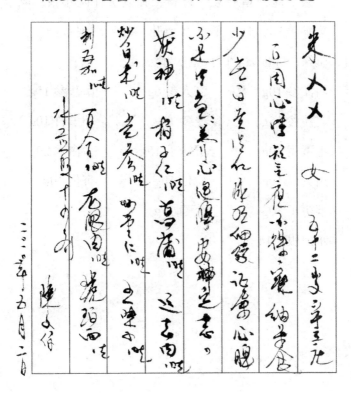

图 102 心悸案 2

胸痹心痛案 1

刘某，女，86 岁。2009 年 1 月 7 日就诊。

三衰（此处指心衰、肾衰、肺衰）住院年余，咳喘白痰，胸痛胸闷，日尿不足百毫升，时时出现室颤，苔中心白、质红，脉虚数。以扶正祛邪法治之。

西洋参 10g	红人参 6g	南沙参 15g
北沙参 15g	麦冬 15g	小玉竹 10g
生黄芪 30g	五味子 15g	炒白术 20g
川贝母 10g	桃仁 10g	杏仁 10g
葶苈子 30g	茯苓 15g	

水煎服，14 剂。

北京市中医药"薪火传承3+3工程"项目

鼓樓中醫醫院

陳文伯名醫傳承工作站專家處方箋

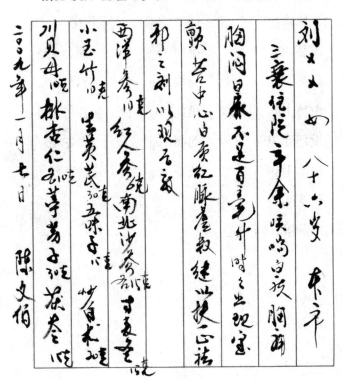

图 103　胸痹心痛案 1

胸痹心痛案 2

郝某，男，72 岁。2010 年 6 月 4 日就诊。

罹患肠癌，术后胸痹，久咳不止，苔白腐质暗，脉弦缓。证属胸痹咳嗽，法当宣痹通阳、止嗽化痰。

瓜蒌 30g	薤白 15g	郁金 15g
丹参 10g	葛根 15g	赤芍 10g
白芍 10g	桃仁 10g	杏仁 10g
枇杷叶 30g	前胡 10g	麦冬 10g
白术 10g	茯苓 10g	炒莱菔子 10g
甘草 9g		

水煎服，14 剂。

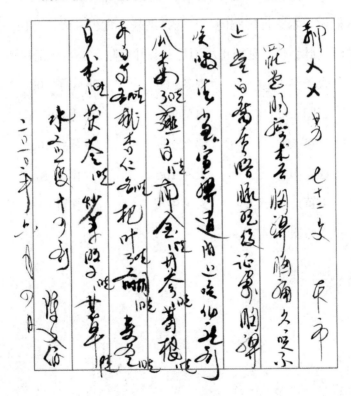

图 104　胸痹心痛案 2

胸痹心痛案 3

孙某，女，80 岁。2010 年 5 月 2 日就诊。

罹患高血压、冠心病，去年（2009 年）因心肌梗死行心脏搭桥手术，近因胸闷、疼痛、纳呆、食少来诊，苔白厚腻质暗，脉结代。证属正气不足、心脉瘀阻，法当扶正祛邪。

太子参 15g	麦冬 10g	五味子 10g
当归 15g	白芍 10g	川芎 6g
丹参 15g	郁金 10g	石菖蒲 10g
远志 10g	天麻 10g	钩藤 15g
川黄连 10g	人工牛黄 1g	炙甘草 9g

水煎服，14 剂。

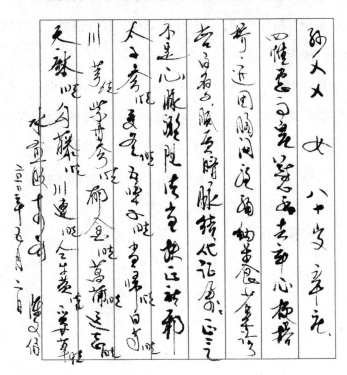

图 105　胸痹心痛案 3

胸痹心痛案 4

陈某,男,60 岁。2010 年 5 月 2 日就诊。

罹患高血压、糖尿病、血管狭窄多年不愈,近因心绞痛发作来诊,胸闷疼痛,苔黄厚腻质暗,脉沉弦滑。证属痰浊阻络,法当祛痰活络。

瓜蒌 15g	薤白 10g	苦梗 10g
姜半夏 10g	郁金 15g	丹参 15g
赤芍 10g	白芍 10g	葛根 15g
川芎 9g	水蛭 3g	红花 10g
延胡索 10g		

水煎服,14 剂。

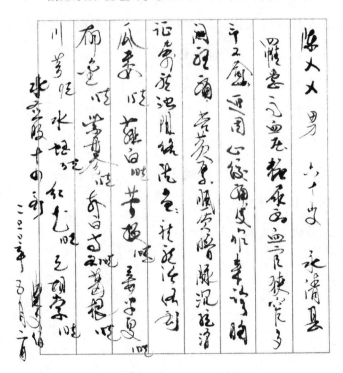

图 106　胸痹心痛案 4

胸痹心痛案 5

曹某，男，70岁。2010年5月2日就诊。

罹患风湿性心脏病、无脉症、主动脉狭窄、高血压多年未愈，左脉沉取无脉，右脉沉细弱，苔白质淡。证属心脉瘀阻，法当益心气、养心血、通心脉。

红人参 15g	生黄芪 30g	全当归 15g
生地黄 10g	丹参 30g	麦冬 15g
赤芍 10g	白芍 10g	白术 15g
川芎 9g	水蛭 3g	干姜 9g

加入10岁男童子尿30mL。

水煎服，14剂。

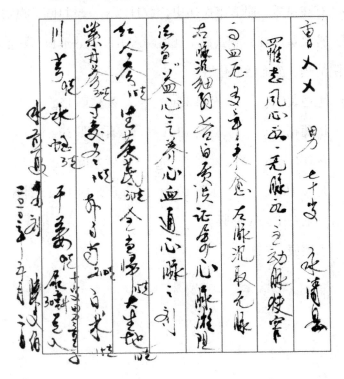

图107　胸痹心痛案5

眩晕案 1

秦某，男，53 岁。2008 年 9 月 24 日就诊。

有高血压、眼底出血病史，数日以来头晕目眩，视物不清，苔淡黄质红，脉弦数。证属阴虚肝旺、热迫血行，治以养阴清热、凉血活血化瘀。

生地黄 30g	玄参 15g	夏枯草 15g
杭菊花 10g	石斛 10g	石决明 30g
珍珠母 30g	女贞子 10g	生龙齿 15g
丹参 10g	赤芍 10g	琥珀粉 1.5g（冲服）
三七粉 1.5g（冲服）		

水煎服，7 剂。

北京市中医药"薪火传承3+3工程"项目

鼓樓中醫醫院

陳文伯名醫傳承工作站專家處方箋

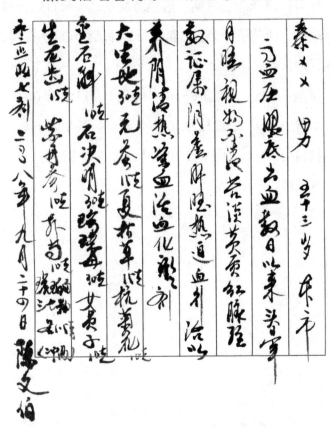

图108 . 眩晕案1

眩晕案 2

刘某，男，74 岁。2008 年 9 月 27 日就诊。

素有高血压、心脏病，近期腰酸楚，头晕目眩，畏寒，神疲嗜卧，四肢逆冷，苔白腻质暗，脉沉弦尺弱。证属肝肾不足，治以养肝益肾。

淫羊藿 30g　　鹿角胶 10g（烊化）　　巴戟天 10g

桑寄生 10g　　炒杜仲 10g　　　　　　怀牛膝 10g

杭白芍 10g　　山茱萸 10g

水煎服，7 剂。

北京市中医药"薪火传承3+3工程"项目

鼓樓中醫醫院

陳文伯名醫傳承工作站專家處方箋

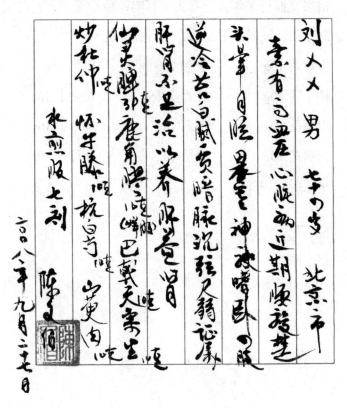

图109　眩晕案2

眩晕案 3

郭某，男，45 岁。2010 年 5 月 2 日就诊。

罹患高血压多年，近日头晕耳鸣，腰酸乏力，苔白腻质暗，脉弦细。证属水不涵木，法当滋水涵木。

生地黄 15g	玄参 10g	白芍 15g
怀牛膝 10g	地骨皮 15g	女贞子 10g
山茱萸 10g	泽泻 10g	鲜石斛 10g
杭菊花 10g	鳖甲 10g	牡丹皮 10g

水煎服，14 剂。

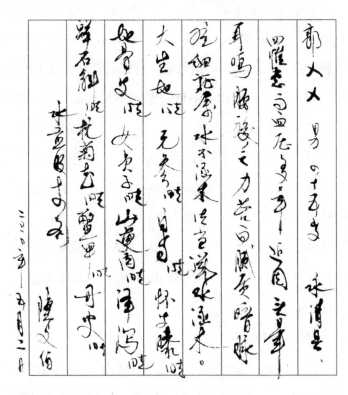

图 110　眩晕案 3

眩晕案 4

吕某，女，40 岁。2009 年 2 月 6 日就诊。

近 2 年来视力减退，头痛头晕脑鸣，经查大脑动脉硬化、双目视乳头水肿。有高血压、贫血病史。月经两周退潮，腰酸乏力，唇焦，心烦肾躁，苔淡黄质红，脉沉细数尺弱。证属冲任失调，阴虚肝旺，精血不足；法当调和冲任，育阴平肝，养血益精。

全当归 15g	杭白芍 10g	生地黄 15g
玄参 10g	山茱萸 10g	川石斛 10g
钩藤 30g	全蝎 3g	黄芩 10g
夏枯草 10g	女贞子 10g	川黄连 3g
炒杜仲 10g	川续断 10g	珍珠母 30g
莲子心 3g		

水煎服，14 剂。

二诊：2009 年 2 月 20 日。服上药血压如常，诸症悉减，继以前方进退，上方减夏枯草、黄连，加猪苓、泽泻各 6g，以观后效。

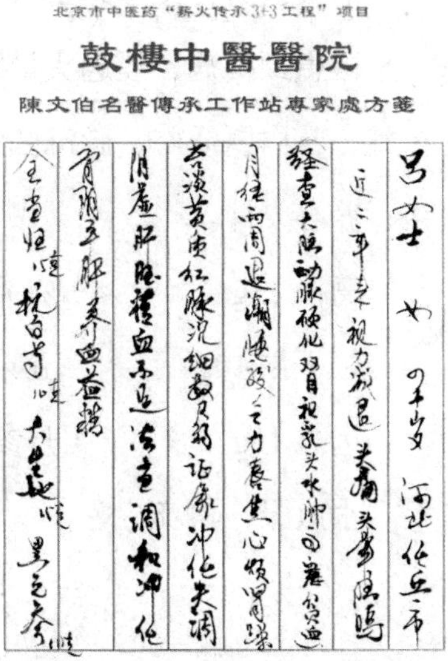
北京市中医药"薪火传承3+3工程"项目

鼓樓中醫醫院

陳文伯名醫傳承工作站專家處方箋

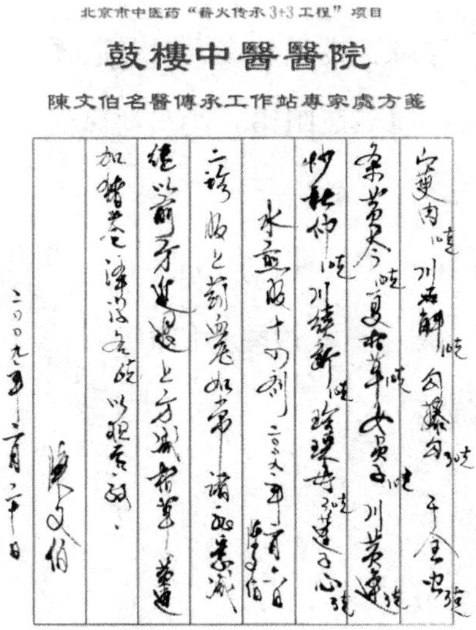
北京市中医药"薪火传承3+3工程"项目

鼓樓中醫醫院

陳文伯名醫傳承工作站專家處方箋

图 111　眩晕案 4

眩晕案 5

刘某，男，38 岁。2010 年 5 月 18 日就诊。

罹患颈椎病，晨起头晕胀、肢麻，夜眠梦多，时有心悸短气，苔白腻质红，脉沉弦细。证属邪风阻络，法当祛风活络、养心安神。

葛根 15g　　　　威灵仙 10g　　　　白芍 15g

柏子仁 10g　　　五味子 10g　　　炒酸枣仁 10g

远志 10g　　　　丹参 10g

水煎服，14 剂。

北京市中医药"薪火传承3+3工程"项目

鼓樓中醫醫院

陳文伯名醫傳承工作站專家處方箋

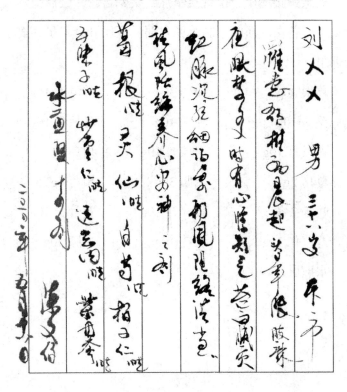

图112 眩晕案5

眩晕案 6

瞿某，女，64 岁。2010 年 6 月 4 日就诊。

罹患颈腰增生、椎管狭窄症，头晕目眩，腰痛腿疼，迈步艰难，苔白腻质暗，脉沉弦尺弱。证属肝肾不足，血瘀湿浊郁阻。

葛根 30g	白芍 30g	威灵仙 15g
羌活 10g	独活 10g	延胡索 10g
青风藤 10g	海风藤 10g	川乌 2g
草乌 2g	当归 30g	川芎 6g
蜈蚣 2 条	骨碎补 10g	补骨脂 10g
薏苡仁 30g	红花 10g	牛膝 10g

水煎服，14 剂。

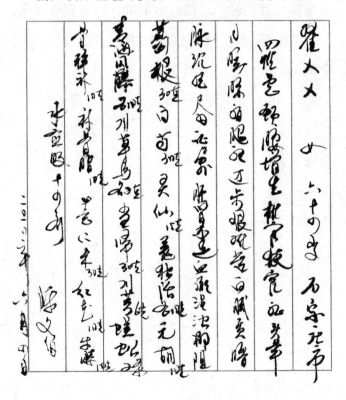

图 113　眩晕案 6

中风案 1

范某，男，73 岁。2010 年 5 月 2 日就诊。

罹患多发性脑梗，近期迈步艰难，面部表情呆滞，手颤，苔白腻质暗，脉沉弦。证属痰风阻络，法当祛风活络。

全蝎 3g	水蛭 3g	地龙 10g
土鳖虫 10g	丹参 15g	川芎 9g
赤芍 10g	白芍 10g	天竺黄 5g
胆南星 3g	天麻 6g	钩藤 15g
生龙齿 15g		

水煎服，14 剂。

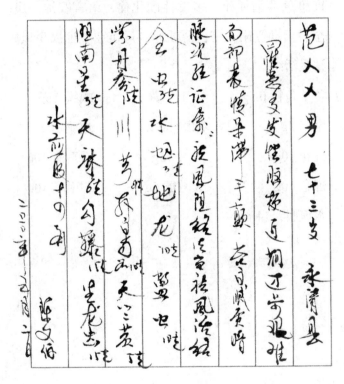

图 114　中风案 1

中风案 2

李某，男，56 岁。2010 年 5 月 2 日就诊。

罹患急性脑梗死、多发性硬化症，语言謇涩，痰多不利，全身活动受限，苔白腻质暗，脉沉弦。证属痰风阻络，法当祛风活络。

羚羊角粉 0.5g	人工牛黄 1g	蜈蚣 2 条
全蝎 3g	水蛭 5g	地龙 10g
红花 10g	丹参 15g	石菖蒲 10g
郁金 10g	天竺黄 5g	胆南星 10g

水煎服，14 剂。

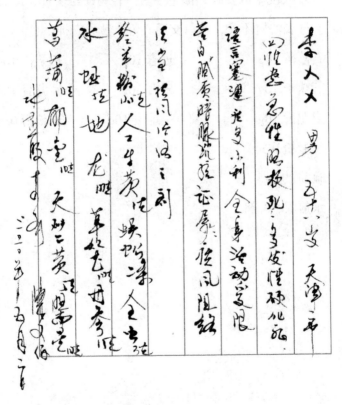

图 115 中风案 2

不寐案 1

张某，女，36 岁。2008 年 10 月 26 日就诊。

近日入夜难以安眠，面色萎黄，苔白质红尖赤，脉弦细尺弱。证属心肾不交，治以交通心肾、镇心安神。

石菖蒲 10g	远志 10g	柏子仁 10g
五味子 10g	磁石 30g	生龙骨 30g
生龙齿 10g	生地黄 10g	琥珀粉 0.5g
三七粉 0.5g	朱砂 0.5g	

睡前服。

水煎服，3 剂。

北京市中医药"薪火传承3+3工程"项目

鼓樓中醫醫院

陳文伯名醫傳承工作站專家處方箋

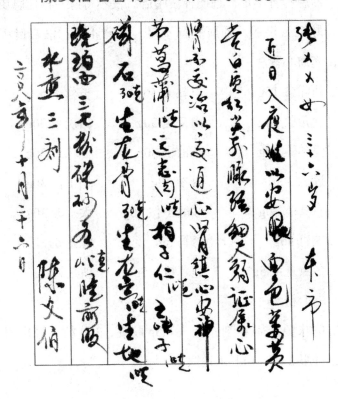

图 116　不寐案 1

不寐案 2

马某，外籍男子，42 岁。2010 年 6 月 8 日就诊。

罹患脾肾不足，近期神疲嗜卧，夜不得寐，苔白腻质淡红，脉沉弦尺弱。证属脾肾不足，心肾不交；法当健脾补肾，交通心肾。

西洋参 15g	巴戟天 50g	菟丝子 50g
鹿角胶 30g	山茱萸 30g	白蒺藜 30g
淫羊藿 50g	车前子 30g	五味子 30g
远志 30g	丹参 30g	柏子仁 30g
石菖蒲 30g	炒酸枣仁 50g	太子参 30g
玉竹 30g	海马 5g	海龙 5g
冬虫夏草 5g	鹿茸粉 1.5g	琥珀粉 5g
三七粉 5g		

单味免煎颗粒剂，装入 0.5g 胶囊，180 粒，每次服 10 粒，日服 2 次，白开水送服。

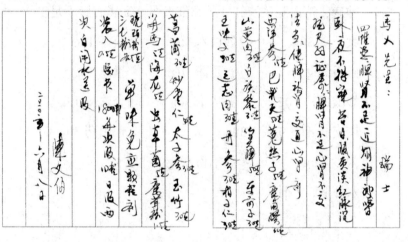

图 117 不寐案 2

不寐案 3

许某，男，40 岁。2010 年 6 月 4 日就诊。

罹患严重失眠日久不愈，近期整夜入睡困难，便溏、腹胀、神疲，苔白腻质淡红，脉弦细尺弱。证属心脾不足。

太子参 30g	炒白术 15g	茯苓 10g
磁石 30g	石菖蒲 10g	远志 10g
炒酸枣仁 10g	五味子 10g	合欢皮 15g
夜交藤（首乌藤）30g		怀山药 30g
朱砂 0.5g	琥珀粉 0.5g（冲服）	

水煎服，7 剂。

北京市中医药"薪火传承3+3工程"项目

鼓樓中醫醫院

陳文伯名醫傳承工作站專家處方箋

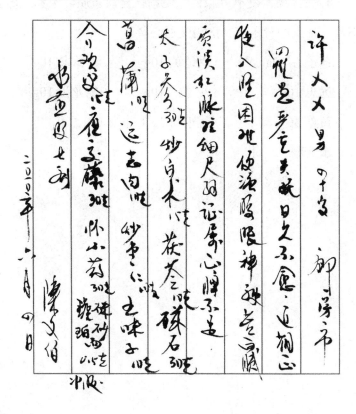

图 118 不寐案 3

不寐案 4

李某，男，33 岁。2008 年 10 月 6 日就诊。

心烦肾躁，夜不得寐，二便调，苔淡黄质红尖赤，脉弦细数。证属心肾不交，法当交通心肾。

莲子心 10g	生地黄 10g	石菖蒲 10g
远志 10g	酸枣仁 10g	生龙齿 10g
黄连 3g	琥珀粉 1g（冲服）	

水煎服，5 剂。

北京市中医药"薪火传承3+3工程"项目

鼓樓中醫醫院

陳文伯名醫傳承工作站專家處方箋

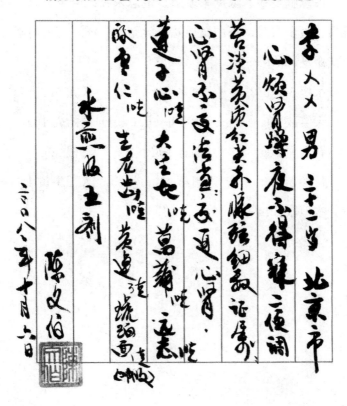

李×× 男 三十二岁 北京市

心烦胃胀 夜不得寐 二便调

苔淡黄质红尖赤 脉弦细数 证属心

心胃不交 治宜交通心胃、

莲子心三钱 大生地七钱 菖蒲三钱 远志三钱

酸枣仁五钱 玄元止血三钱 黄连三钱 琥珀面三钱(冲服)

水煎服 五剂

陈文伯

二〇一八年十月六日

图119　不寐案4

痴呆案

王某，男，70 岁。2010 年 5 月 2 日就诊。

罹患脑萎缩、脑痴呆多年，情志呆板，语声不利，双手颤抖，迈步艰难，苔白腐质暗，脉弦动。证属痰风内阻，法当祛痰息风活络。

水蛭 3g	地龙 10g	天龙 5g
天竺黄 10g	胆南星 10g	海蛤壳 10g
石菖蒲 10g	远志 10g	葛根 30g
丹参 30g	川芎 9g	人工牛黄 1g

水煎服，14 剂。

北京市中医药"薪火传承3+3工程"项目

鼓楼中醫醫院

陳文伯名醫傳承工作站專家處方箋

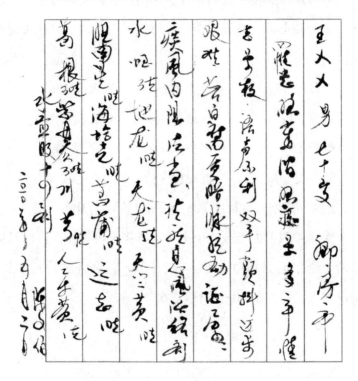

图120 痴呆案

痫病案 1

王某，女，27 岁。2009 年 1 月 9 日就诊。

癫痫发作 3 年，近期每月发作两三次，发作时晕厥，口吐白沫，苔白腻，脉沉弦滑。证属痰风内阻，治以祛痰定惊止搐。

石菖蒲 15g	远志 10g	天麻 10g
钩藤 30g	代赭石 30g	旋覆花 15g
蝉蜕 10g	僵蚕 30g	全蝎 10g
清半夏 10g	琥珀粉 3g	三七粉 3g

5 剂，研细末，每次 10g，每日 2 次，白开水送服。

次诊：服上方至今 4 个多月，始终未再发作，苔白滑脉弦滑。继宗前方加白术 15g，茯苓 10g 以除痰之源。上方 3 剂研细末，每次服 10g，日服 2 次。

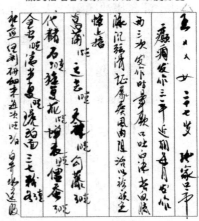

图 121　痫病案 1

痫病案 2

陈某，女，10 岁。2010 年 5 月 2 日就诊。

罹患癫痫 3 年余，反复发作，苔白腻质淡，脉沉弦稍滑。证属痰浊闭阻，法当祛痰定痫。

石菖蒲 10g	远志 10g	天竺黄 3g
胆南星 3g	全蝎 1g	蝉蜕 3g
僵蚕 6g	郁金 6g	朱砂 0.5g（冲服）
琥珀 0.5g（冲服）		

水煎服，6 剂。

北京市中医药"薪火传承3+3工程"项目

鼓樓中醫醫院

陳文伯名醫傳承工作站專家處方箋

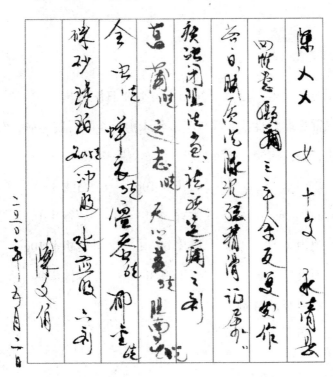

图 122 痫病案 2

八、脾胃病证

胃痛案 1

袁某，男，42 岁。2010 年 6 月 1 日就诊。

罹患糜烂性浅表性胃炎多年未愈，至今胃脘疼痛，吞酸呃逆，苔白质淡，脉沉弦弱，证属胃脘疼痛。

炒白术 15g	云茯苓 10g	白蔻 3g
砂仁 3g	木香 6g	炒谷芽 10g
鸡内金 10g	陈皮 6g	延胡索 10g
浙贝母 10g	紫丁香 3g	生甘草 9g

水煎服，14 剂。

北京市中医药"薪火传承3+3工程"项目

鼓樓中醫醫院

陳文伯名醫傳承工作站專家處方箋

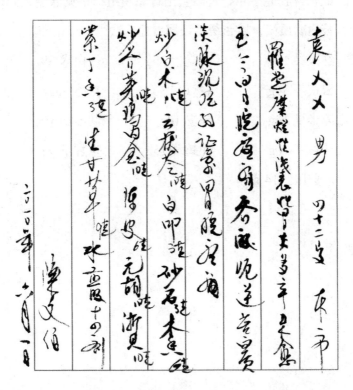

图 123 胃痛案 1

胃痛案 2

刘某，男，61 岁。2010 年 5 月 2 日就诊。

罹患胃脘痛多年，近因查出胃黏膜组织中见腺癌成分来诊，苔白腐质淡，脉弦缓。证属胃癌，法当扶正祛邪。

红人参 15g	台党参 30g	炒白术 30g
云茯苓 30g	薏苡仁 30g	猪苓 10g
姜半夏 10g	陈皮 10g	紫苏子 10g
炒谷芽 10g	仙鹤草 15g	生甘草 9g

水煎服，14 剂。

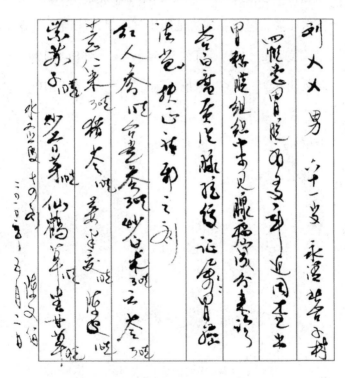

图124 胃痛案2

痞满案 1

李某，女，70 岁。2010 年 4 月 13 日就诊。

罹患胃下垂多年未愈，食冷则病情加重，体疲，神疲嗜卧，苔白质淡，脉沉弦弱。证属中气不足，法当补中益气。

生黄芪 30g	红人参 5g	炒白术 10g
北柴胡 6g	升麻 6g	广陈皮 10g
砂仁 3g	白蔻 3g	干姜 3g
大枣 6g	炙甘草 9g	

水煎服，14 剂。

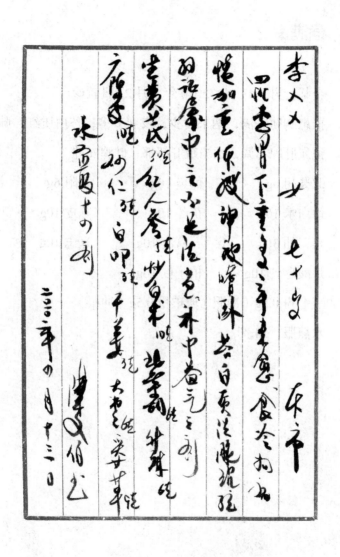

图 125　痞满案 1

痞满案 2

金某，男，43 岁。2010 年 5 月 21 日就诊。

罹患胸胁胀满，纳呆食少，夜寐梦多，苔白质红，脉沉弦。证属肝脾不调，法当疏肝解郁、健脾安神。

北柴胡 6g	郁金 10g	香附 6g
炒白术 10g	茯苓 10g	陈皮 10g
焦三仙 30g	石菖蒲 10g	远志 10g
炒酸枣仁 10g	柏子仁 10g	

三七粉 0.5g（冲服）琥珀粉 0.5g（冲服）

水煎服，14 剂。

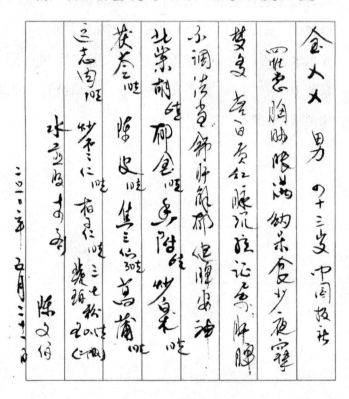

图 126　痞满案 2

痞满案 3

王某，男，42 岁。2008 年 8 月 4 日就诊。

数日以来胃脘胀满，纳呆食少，辗转难寐，苔黄白稍腻，脉弦缓。证属胃不和则卧不安，法当和胃安神。

焦白术 15g   茯神 10g   焦三仙 30g

茯苓 10g   炒谷芽 10g   琥珀粉 1g（冲服）

水煎服，6 剂。

北京市中医药"薪火传承3+3工程"项目

鼓楼中醫醫院

陳文伯名醫傳承工作站專家處方箋

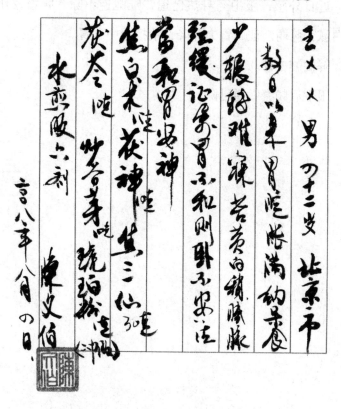

图 127　痞满案 3

呃逆案

贾某，男，93 岁。2008 年 3 月 4 日就诊。

近日外感，服中药身热已退，唯呃逆不除，频繁发作，苔白腻，脉弱。证属胃失和降，治拟温中和胃。

鲜橘瓣 2 片。

服下后频繁呃逆已除。

北京市中医药"薪火传承3+3工程"项目

鼓樓中醫醫院

陳文伯名醫傳承工作站專家處方箋

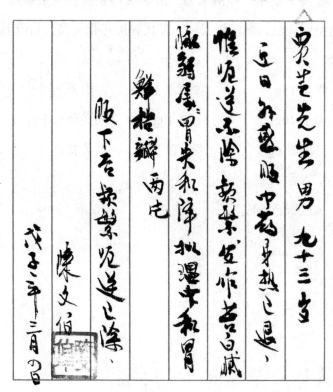

賈芝先生　男　九十三岁

近日外感服中药身热已退、

惟呃逆不除，频繁发作若呕嗽，

脉弱属胃失和降，拟温中和胃

鞑柏瓣两亡

服下呑嫩紫呃逆之除、

陳文伯

戊子年三月○日

图 128　呃逆案

泄泻案

叶某，男，43岁。2008年7月14日就诊。

腹泻十余年，经治未愈，近期腹泻频发，故来京诊治，苔白稍腻质红，脉沉缓尺弱。证属脾虚运化失司，治以温中运脾。

党参 15g	炒白术 10g	炮姜 6g
诃子 10g	干姜 10g	吴茱萸 10g
红人参 6g	炙黄芪 15g	炙甘草 9g
广木香 6g		

水煎服，7剂。

北京市中医药"薪火传承3+3工程"项目

鼓樓中醫醫院

陳文伯名醫傳承工作站專家處方箋

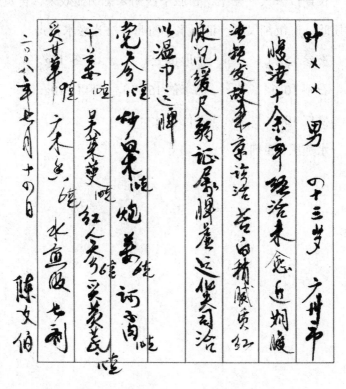

图 129　泄泻案

便秘案

李某，男，68 岁。2008 年 9 月 1 日就诊。

长期以来大便秘结，曾服中西药未见明显效果，苔黄少津质暗，脉沉细尺弱。证属水不行舟，法当滋水行舟。

玄参 15g	生地黄 15g	麦冬 15g
石斛 10g	郁李仁 15g	麻仁 10g
桃仁 10g	杏仁 10g	

水煎服，3 剂。

北京市中医药"薪火传承3+3工程"项目

鼓樓中醫醫院

陳文伯名醫傳承工作站專家處方箋

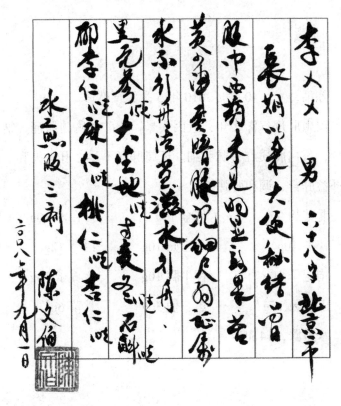

图130 便秘案

九、肝胆病证

胁痛案 1

陈某，女，40 岁。2010 年 5 月 2 日就诊。

罹患肝郁气滞多年，近因头晕，腰酸，胸胁胀痛，纳呆食少，苔白腐质红，脉弦细。证属肝肾不足、肝脾失和，法当补益肝肾、调和肝脾。

北柴胡 9g	郁金 10g	炒白术 10g
茯苓 10g	全当归 10g	白芍 12g
枸杞子 10g	怀牛膝 10g	女贞子 10g
巴戟天 15g	焦三仙 30g	甘草 6g

水煎服，14 剂。

北京市中医药"薪火传承3+3工程"项目

鼓楼中醫醫院

陳文伯名醫傳承工作站專家處方箋

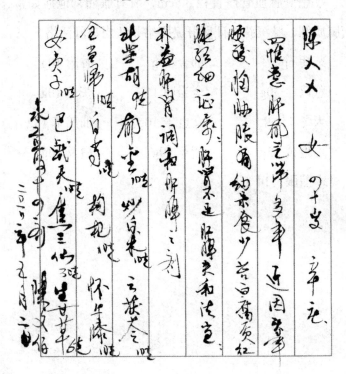

图 131 胁痛案 1

胁痛案 2

孟某，男，37 岁。2010 年 4 月 2 日就诊。

罹患肝脏血管瘤直径 3.5cm，时有胀痛，他症如常，苔白腻质红，脉沉弦。证属肝瘀阻络，法当疏肝活络。

柴胡 6g	郁金 10g	香附 10g
薏苡仁 30g	全当归 15g	茯苓 10g
天冬 15g	女贞子 10g	仙鹤草 15g
生地黄 15g	猪苓 10g	白及 10g

水煎服，14 剂。

北京市中医药"薪火传承3+3工程"项目

鼓樓中醫醫院

陳文伯名醫傳承工作站專家處方箋

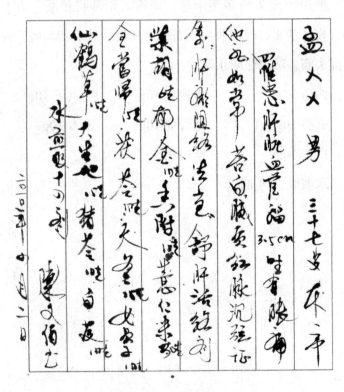

图 132 胁痛案 2

头痛案 1

刘某，女，41 岁。2010 年 5 月 16 日就诊。

罹患阴虚头痛多年未愈，来诊头晕耳鸣腰酸，力不从心，夜寐梦多，时时头痛，苔淡黄质红，脉沉细尺弱。证属阴虚头痛，法当滋阴止痛。

白芍 15g	生地黄 10g	女贞子 10g
玄参 10g	地骨皮 10g	藁本 10g
白芷 10g	全蝎 3g	

水煎服，14 剂。

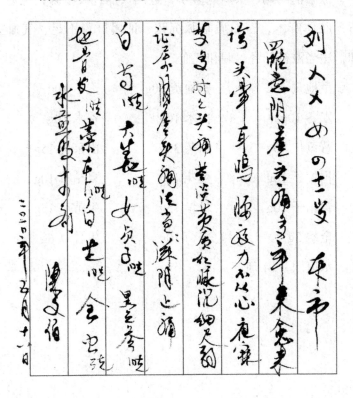

图133　头痛案1

头痛案 2

陈某，女，60 岁，2010 年 5 月 2 日就诊。

罹患消渴病、头风病多年，近因头痛神疲嗜卧，视物不清，肢体麻木，苔白质暗脉沉弦。证属肝肾不足、气血失和，法当滋补肝肾、调和气血。

生地黄 10g	熟地黄 10g	天冬 10g
麦冬 10g	白术 10g	苍术 10g
薏苡仁 30g	山药 30g	山茱萸 15g
枸杞子 10g	菊花 10g	夏枯草 10g
青葙子 10g	丹参 15g	生黄芪 15g
全蝎 3g	白芍 10g	生甘草 6g

水煎服，14 剂。

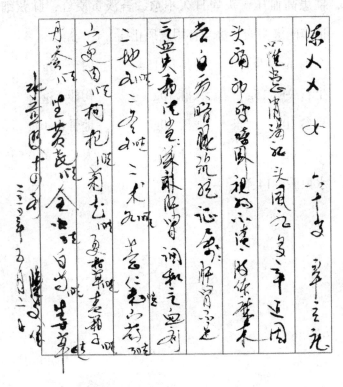

图 134　头痛案 2

头痛案 3

温某，女，46 岁。2010 年 5 月 2 日就诊。

罹患高血压、头痛日久不愈，苔淡黄质红，脉弦细尺弱。证属阴虚头痛，法当育阴息风止痛。

全蝎 3g	生地黄 15g	白芍 10g
生石决明 15g	天麻 10g	钩藤 15g
丹参 10g	龙齿 10g	地骨皮 10g
川芎 6g	桑叶 10g	人工牛黄 0.5g

水煎服，14 剂。

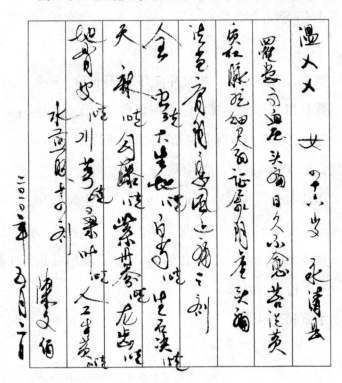

图 135　头痛案 3

十、肾膀胱病证

淋证案

赵某，男，37岁。2008年7月14日就诊。

数日以来尿频疼痛，经查尿蛋白（++），潜血（+++），大便溏，苔白质红，脉弦细稍数尺弱。证属脾肾不足、热郁膀胱，治以健脾益肾、清利膀胱。

山药 30g	生地黄 10g	生黄芪 30g
山茱萸 10g	台党参 10g	女贞子 10g
黄芩 10g	生甘草 9g	琥珀粉 1g（冲服）

三七粉 1g（冲服）

水煎服，14剂。

北京市中医药"薪火传承3+3工程"项目

鼓樓中醫醫院

陳文伯名醫傳承工作站專家處方箋

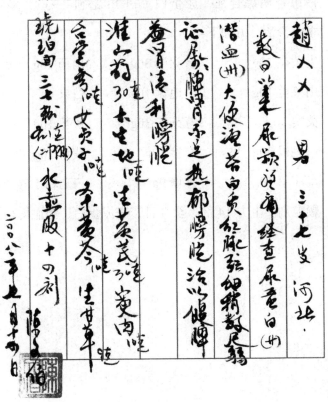

图 136　淋证案

水肿案

俞某，男，61 岁。2010 年 6 月 3 日就诊。

罹患肾病综合征，尿蛋白（++），潜血（++），多年不愈，求余诊治，方如下：

生黄芪 30g	台党参 30g	山药 10g
山茱萸 10g	生地黄 10g	白果 6g
芡实 10g	薏苡仁 30g	茯苓 10g
白茅根 30g	玄参 10g	紫草 10g
车前草 10g	甘草 9g	三七粉 1.5g

颗粒剂。上方 14 剂。至今日，查尿蛋白、潜血均转阴。

北京市中医药"薪火传承3+3工程"项目

鼓樓中醫醫院

陳文伯名醫傳承工作站專家處方箋

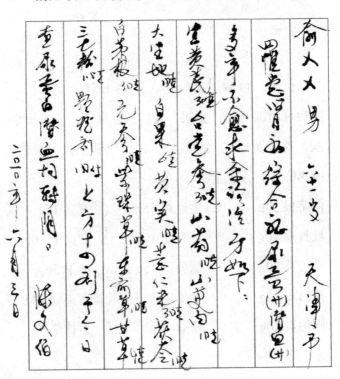

图137 水肿案

十一、气血津液病证

尿血案 1

王某，女，39 岁。2009 年 3 月 13 日就诊。

近数日面部红肿，血尿，无痛，食欲佳，尿黄短小，心烦肾躁，苔淡黄质红，脉弦数。证属热郁上扰、湿热膀胱，治以清热解毒、凉血止血。

白茅根 30g	生地黄 15g	玄参 15g
牡丹皮 10g	怀牛膝 10g	女贞子 10g
马齿苋 30g	蒲公英 15g	地丁 5g
桑白皮 10g	冬瓜皮 10g	赤小豆 30g
侧柏炭 10g	紫草 30g	生甘草 9g

水煎服，14 剂。

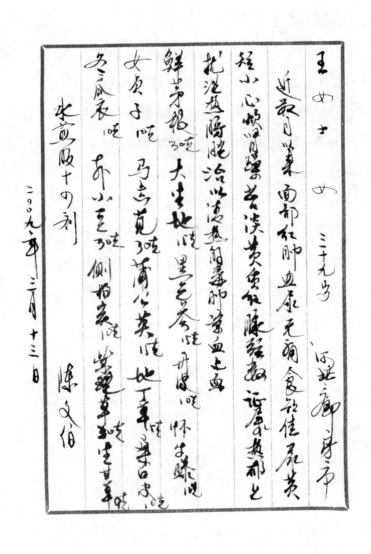

王女士 三十九岁 门诊病历号

近数日来，面部红肿，血尿无痛，食纳佳，尿黄，经小，心烦口渴，黄浊黄苔，脉弦数，陈经验证属热郁之扰，法治热降暴，治以清热解毒肿消血止血。

白茅根 30克 大生地 30克 丹皮 怀牛膝
花粉 连翘 黑元参
鲜芦根 30克 黑元参
女贞子 马齿苋 30克 蒲公英 地丁草 紫花地丁 连翘
冬瓜皮 赤小豆 30克 侧柏炭

水煎服十四剂

二○○九年三月十三日

陈文伯

图138 尿血案1

331

尿血案 2

戴某，男，60 岁。2009 年 3 月 3 日就诊。

盲肠癌术后 10 年，近数月以来尿血不止，时时头晕，耳鸣耳聋，苔淡黄质红，脉弦细数尺弱。证属热迫血行，治以凉血止血。

玄参 15g	生地黄 15g	紫草 30g
马齿苋 30g	白茅根 30g	麦冬 10g
炒栀子 10g	车前草 10g	侧柏炭 10g
黄芩炭 10g	地榆炭 10g	三七粉 1.5g（冲服）
琥珀粉 1.5g（冲服）		

水煎服，7 剂。

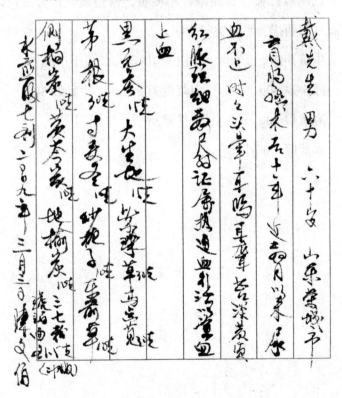

图 139 尿血案 2

汗证案

周某，男，40 岁。2008 年 7 月 3 日就诊。

近期自汗盗汗，便溏，小便黄，苔白质红，脉缓尺弱。证属气阴两虚，治以益气养阴。

生黄芪 30g	炒白术 10g	山药 30g
浮小麦 30g	山茱萸 10g	生牡蛎 30g
麻黄根 10g	生甘草 9g	

水煎服，6 剂。

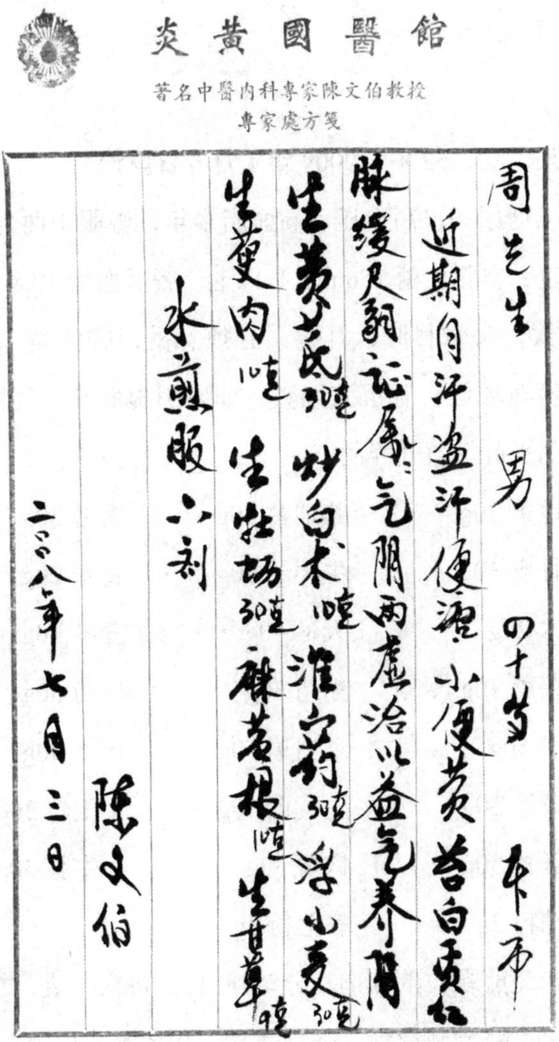

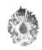

炎黄國醫館

著名中醫內科專家陳文伯教授

專家處方箋

周先生　　男　四十岁　本市

近期自汗盗汗便溏　小便黄　苦白质红

脉缓尺弱　证属气阴两虚治以益气养阴

生黄芪30克　炒白术15克　淮山药30克　泽泻15克　麦冬30克

生薏仁30克　生牡蛎30克　糯稻根30克　生甘草15克

水煎服六剂

陈文伯

二〇〇八年七月三日

图140　汗证案

消渴案 1

王某，女，52岁。2009年1月6日就诊。

罹患糖尿病、高血压、高血脂多年，曾服中西药，病情起伏不定，空腹血糖 15mmol/L 以上，餐后血糖 19.8mmol/L，口渴思饮，头晕目眩，耳鸣，心烦意乱，腰酸楚，夜不得寐，苔淡黄质红，脉沉弦细数。证属阴虚肝旺、气阴血虚，治以育阴平肝、益气养阴。

生地黄 30g	熟地黄 30g	玄参 30g
地骨皮 30g	牛蒡子 30g	苍术 20g
白术 20g	天冬 30g	麦冬 30g
山茱萸 30g	赤芍 30g	白芍 30g
丹参 50g	夏枯草 50g	黄芩 50g
川黄连 50g	生黄芪 50g	小玉竹 30g
大玉竹 30g	钩藤 50g	怀牛膝 30g
琥珀粉 3g	三七粉 3g	

单味免煎颗粒剂6剂，分匀90袋，每次1袋，饭前服，日服3次。嘱节制饮食，坚持散步，坚持服药。服上方3个月，血糖、血压均已稳定，精神转佳，轻身健步。

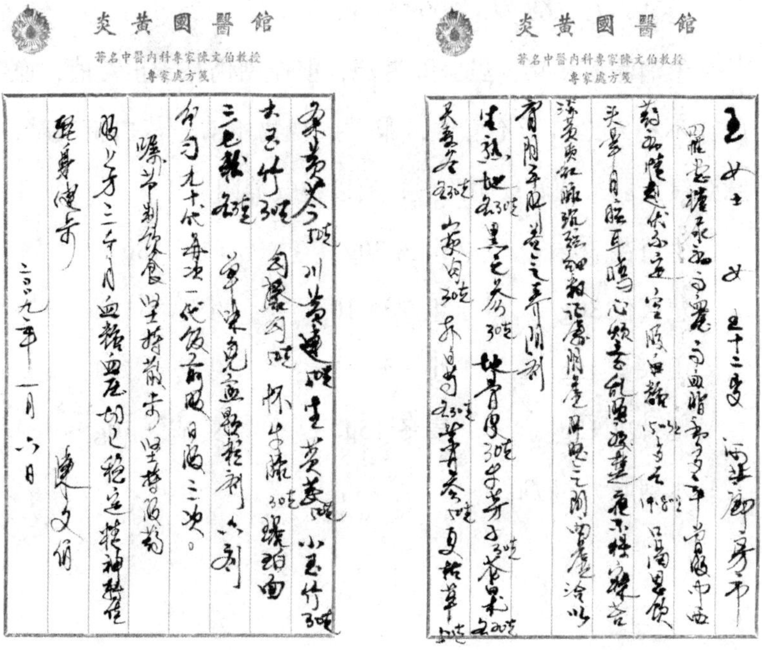

炎黄國醫館
著名中醫内科專家陳文伯教授
專家處方箋

炎黄國醫館
著名中醫内科專家陳文伯教授
專家處方箋

图141　消渴案1

消渴案 2

边某，女，68岁。2008年12月7日就诊。

患消渴病多年，虽服降糖药，但血糖仍高于正常值，血压亦不稳定，口干不思饮，眼干、视物不清，苔白腻质暗，脉弦缓尺弱。证属气阴两虚，治以益气养阴。

生黄芪 30g	山药 30g	白术 15g
薏苡仁 30g	生麦芽 10g	生地黄 15g
山茱萸 15g	小玉竹 15g	牛蒡子 15g
地骨皮 15g	麦冬 15g	夏枯草 10g

水煎服，14剂。

北京市中医药"薪火传承3+3工程"项目

鼓樓中醫醫院

陳文伯名醫傳承工作站專家處方箋

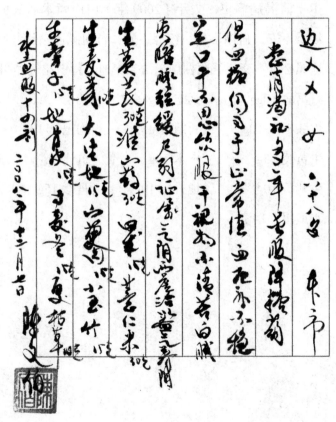

图 142　消渴案 2

消渴案 3

桑某，女，65 岁。2010 年 3 月 19 日就诊。

多年消渴病病史，去年（2009 年）白内障术后失明至今，烦躁不安，血糖不稳，夜寐不安，苔白腻质暗红，脉细弱。证属心肾不交、气阴两虚，法当交通心肾、益气养阴。

石菖蒲 10g	远志 10g	柏子仁 10g
炒酸枣仁 10g	石斛 10g	枸杞子 10g
生黄芪 15g	白术 10g	黄连 5g
生地黄 10g	地骨皮 10g	丹参 15g

水煎服，14 剂。

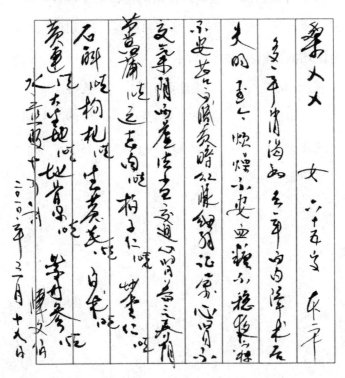

图 143　消渴案 3

消渴案 4

高某，女，50 岁。2009 年 3 月 3 日就诊。

口干舌燥，唇干焦裂，口角出血，眼干涩，唾液减少，时时饮水，苔少津质暗红，脉弦细尺弱。证属阴虚液少，治以育阴增液，以救枯涸之肾水。

玄参 10g	生地黄 10g	麦冬 10g
石斛 10g	南沙参 15g	北沙参 15g
西洋参 3g	地骨皮 10g	白茅根 10g

水煎服，14 剂。

北京市中医药"薪火传承3+3工程"项目

鼓樓中醫醫院

陳文伯名醫傳承工作站專家處方箋

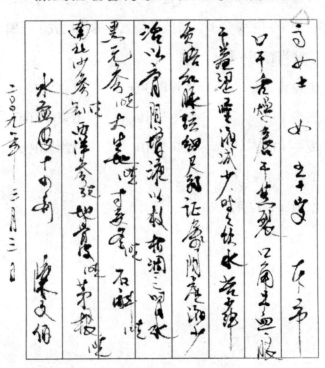

图144　消渴案4

瘿病案

李某，男，48岁。2009年9月29日就诊。

罹患甲状腺功能亢进，近日心悸汗出，心烦肾燥，夜寐梦多，便干，尿黄量少，苔淡黄质红，脉细稍数。证属阴虚阳亢，法当育阴平肝。

生地黄 30g   地骨皮 30g   杭白芍 15g

玄参 10g   怀牛膝 10g   山茱萸 10g

麦冬 10g   五味子 10g   南沙参 10g

北沙参 10g

水煎服，14 剂。

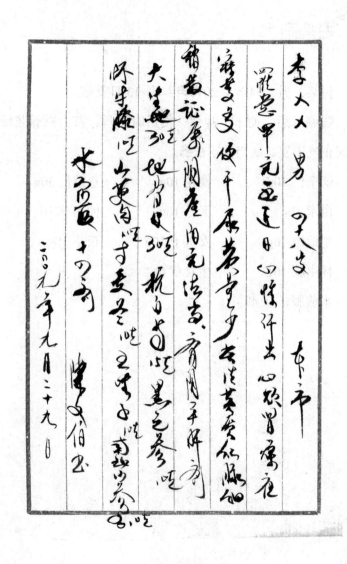

图 145　瘿病案

癌病案 1

付某，男，64 岁。2010 年 4 月 13 日就诊。

肠癌术后，便干，神疲，便后时血丝，苔白腻脉弦缓。

证属正气未复，法当扶正祛邪。

郁李仁 30g	槐花 10g	薏苡仁 30g
白术 10g	天冬 10g	仙鹤草 10g
生地榆 10g	女贞子 10g	茯苓 10g
怀牛膝 10g	生甘草 6g	

水煎服，14 剂。

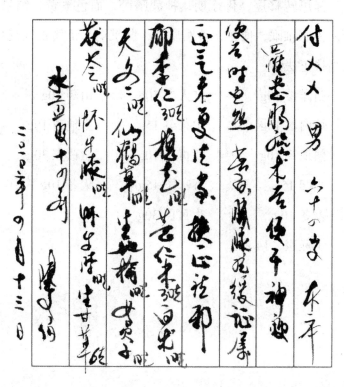

图 146　癌病案 1

癌病案 2

陈某，女，47 岁。2010 年 3 月 30 日就诊。

罹患转移癌，化疗期，神疲嗜卧，面色萎黄，纳呆食少，夜寐难眠，便秘，苔腐质暗，脉沉弱。证属正气衰败，法当扶正祛邪。

西洋参 10g	红人参 10g	山药 30g
炒白术 15g	山茱萸 15g	生地黄 10g
熟地黄 10g	女贞子 10g	薏苡仁 30g
当归 15g	五味子 15g	天冬 10g
麦冬 10g	生黄芪 30g	

水煎服，14 剂。

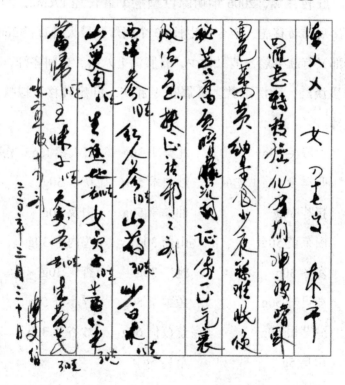

图 147 癌病案 2

癌病案 3

李某，男，62 岁。2009 年 7 月 7 日就诊。

肝转移癌，2006 年切除巨型癌（最长径 17cm）；2007 年出现肺转移癌，至今已生长 13 个病灶，最大者直径 2cm。肝部又有新生癌，纳呆食少，日腹泻七八次，夜间盗汗，苔白质淡红，脉沉细数。证属正虚邪实，肝癌转移；拟扶正祛邪。

生黄芪 30g	北柴胡 30g	红人参 15g（先煎）
西洋参 15g（先煎）	炒白术 50g	茯苓 50g
猪苓 30g	仙鹤草 50g	白及 50g
山茱萸 50g	山药 30g	鸡内金 30g
麦冬 30g	桃仁 30g	杏仁 30g
浙贝母 50g	鱼腥草 50g	浮小麦 50g
白茅根 50g	薏苡仁 60g	炒谷芽 30g
川乌 5g	草乌 5g	

颗粒剂 3 剂，匀 45 袋，每次 1 袋，日服 3 次，水送服。

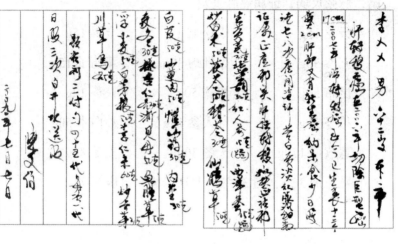

图148 癌病案3

癌病案 4

陈某，女，38 岁。2010 年 6 月 4 日就诊。

罹患鼻咽肿瘤，数年前手术，日前肿瘤复发，苔淡黄质暗，脉弦尺弱，证属癌肿复发。

天龙 15g	蜈蚣 15g	全蝎 15g
玄参 30g	生牡蛎 30g	黄药子 15g
昆布 50g	海藻 50g	茯苓 12g
猪苓 50g	红人参 15g	炒白术 50g
薏苡仁 120g	天冬 30g	麦冬 30g

颗粒剂 3 剂，匀 30 袋，每次 1 袋，日服 2 次。

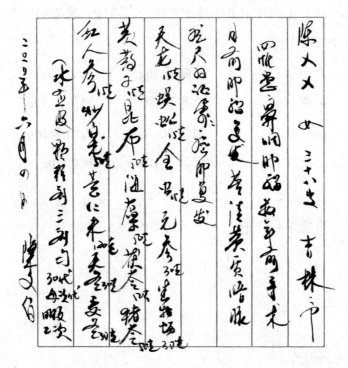

图 149　癌病案 4

癌病案 5

袁某，女，58 岁。2010 年 5 月 2 日就诊。

10 年前患喉癌，经服中药痊愈，去年（2009 年）9 月喉部不适，去廊坊市某医院手术至今，声哑，喉部仍然不适，求余以服中药。

太子参 15g	五味子 10g	麦冬 10g
苦梗 10g	牛蒡子 10g	薏苡仁 30g
黄药子 6g	前胡 10g	炒白术 10g
云茯苓 10g	紫苏子 10g	桃仁 10g
杏仁 10g	生甘草 9g	

水煎服，14 剂。

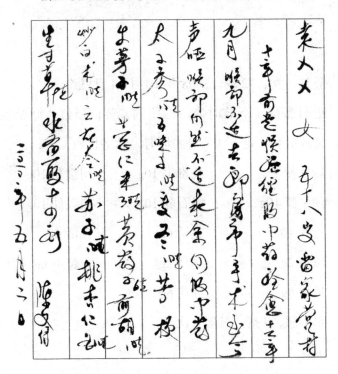

图 150　癌病案 5

十二、肢体经络病证

痹证案 1

谷某，女，72 岁。2008 年 10 月 14 日就诊。

近日腰酸，下肢时痛，二便调，苔白质红，脉弦缓尺弱。证属肝肾不足，法当补益肝肾、活络止痛。

炒杜仲 15g	桑寄生 10g	川续断 10g
怀牛膝 10g	络石藤 10g	威灵仙 10g
丹参 10g	羌活 6g	独活 6g
川乌 2g	草乌 2g	土鳖虫 6g
川芎 6g	红花 6g	

水煎服，7 剂，日服 2 次。

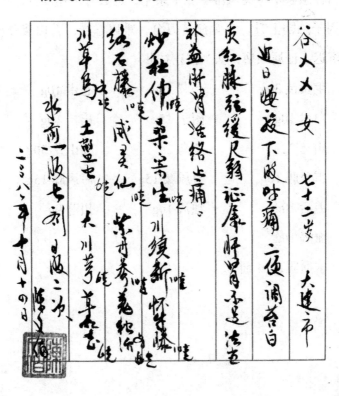

北京市中医药"薪火传承3+3工程"项目

鼓樓中醫醫院

陳文伯名醫傳承工作站專家處方箋

谷ＸＸ 女 七十二岁 大连市

近日腰後下肢疼痛二便调苔白

质红脉弦緩尺弱证属肝肾不足法宜

补益肝肾活络止痛。

妙杜仲10g 桑寄生10g 川續斷10g 懷牛膝10g

絡石藤10g 威灵仙10g 紫丹参10g 花纳什10g

川草烏各10g 土鱉虫10g 大川芎 草河车10g

水煎一次七剂日服二次

陈文伯

二〇一八年十月十四日

图151 痹证案1

痹证案 2

李某，女，70 岁。2010 年 2 月 26 日就诊。

罹患顽痹（类风湿）二十余年，近数月疼痛加剧，类风湿因子急剧上升，自觉痛苦万分，难以忍受，苔白腐质暗，脉沉迟。证属顽痹，法当扶正祛邪。

生黄芪 30g	当归 15g	苍术 10g
白术 10g	附子 15g	肉桂 10g
川乌 2g	草乌 2g	穿山龙 30g
雷公藤 10g	青风藤 15g	海风藤 15g
羌活 10g	独活 10g	川芎 9g
血竭 10g		

水煎服，14 剂。

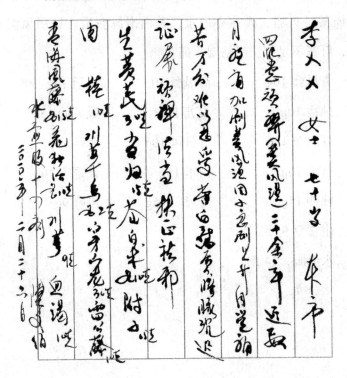

图 152　痹证案 2

痹证案 3

刘某，女，54岁。2010年5月2日就诊。

罹患痹症多年未愈，近日阴天关节疼痛加重，稍事活动则痛甚，头痛、腰痛亦增重，苔白滑脉弦滑。证属风湿痹症，肝肾不足。法当祛湿止痛。

青风藤 10g	海风藤 10g	羌活 10g
独活 10g	秦艽 10g	威灵仙 15g
穿山龙 15g	寻骨风 10g	萆薢 15g
苍术 15g	白术 15g	桑寄生 10g
杜仲 15g	全当归 15g	川芎 9g
生甘草 9g		

水煎服，14剂。

北京市中医药"薪火传承3+3工程"项目

鼓樓中醫醫院

陳文伯名醫傳承工作站專家處方箋

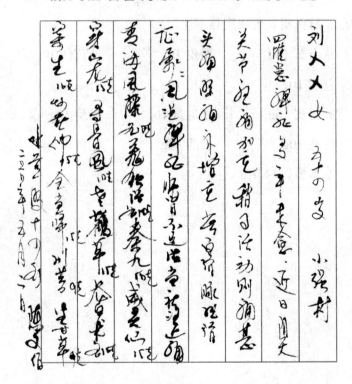

图153　痹证案3

痹证案 4

田某，男，31 岁。2010 年 6 月 4 日就诊。

罹患痛风病多年，近期足拇指红肿痛日久不愈，苔淡黄质红，脉弦滑。证属湿热下注。

络石藤 10g	秦皮 10g	薏苡仁 30g
苍术 10g	黄柏 10g	丹参 10g
牡丹皮 10g	生地黄 10g	赤芍 10g
红花 10g	没药 10g	生甘草 9g

水煎服，14 剂。

北京市中医药"薪火传承3+3工程"项目

鼓樓中醫醫院

陳文伯名醫傳承工作站專家處方箋

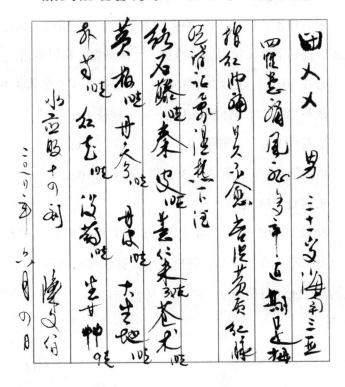

图154　痹证案4

痿证案 1

王某，男，41 岁。2009 年 7 月 28 日就诊。

罹患下肢痿证年余，经中西治疗，至今两足痿弱不能行走，时有口干舌燥、下肢疼痛之感，苔淡黄白质暗，脉弦缓尺弱。证属下痿，治以健脾益肾、生津润燥、祛风活络。

桑枝 30g	炒白术 15g	金银藤（忍冬藤）30g
茯苓 10g	怀牛膝 10g	桂枝 10g
生石膏 30g	知母 10g	秦艽 10g
威灵仙 10g	薏苡仁 30g	木瓜 10g

水煎服，14 剂。

次诊（2009 年 8 月 11 日）：服上方疼痛已止，可步行数百步，唯左食指颤抖，苔白质暗，脉弦缓尺细弱，上方加生地黄 10g，白芍 10g，青风藤 10g，海风藤 10g。水煎服，14 剂。

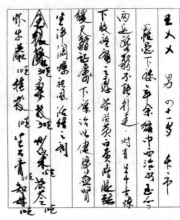

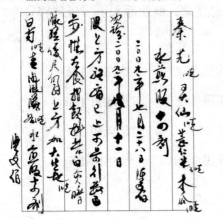

图155　痿证案1

痿证案 2

徐某，女，70 岁。2008 年 4 月 11 日就诊。

罹患肌无力多年，近期眼睑下垂，腰酸乏力，神疲嗜卧，面黄，迈步艰难，苔白腻质暗，脉沉缓尺弱。证属脾肾不足，治以健脾益肾。

太子参 15g	生黄芪 30g	炒白术 15g
山药 30g	山茱萸 15g	熟地黄 10g
金毛狗脊 10g	杜仲 10g	北柴胡 3g
升麻 3g	红人参 3g	琥珀粉 1.5g
三七粉 1.5g		

水煎服，14 剂。

北京市中医药"薪火传承3+3工程"项目

鼓樓中醫醫院

陳文伯名醫傳承工作站專家處方箋

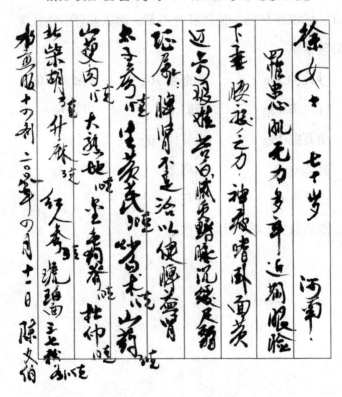

徐女：七十岁　河南．

罹患肌无力多年，近糊眼睑

下垂，睁难之力．神疲嗜卧面黄

迈步艰难，苔白，纳免野睡沉�…足黄

论尿：脾胃不足，治以健脾养胃

补益气健　生黄芪　党术　山药　　　

山萸肉　大熟地　生首乌　补仲　　

北柴胡　升麻　　红人参　琥珀　…

水煎服十四剂　二○一六年○月十日　陈文伯

图156　痿证案2

腰痛案 1

谷某，女，72 岁。2008 年 10 月 14 日就诊。

有高血压史，近日腰痛，下肢酸痛，关节尤甚，苔白质淡红，脉沉缓尺弱。证属肝肾不足，治以益肾强腰止痛、养肝舒筋活络。

炒杜仲 15g	桑寄生 10g	川续断 10g
怀牛膝 10g	当归 10g	川芎 6g
络石藤 15g	威灵仙 10g	羌活 6g
独活 6g	川乌 2g	草乌 2g
土鳖虫 6g	红花 6g	

水煎服，7 剂，日服 2 次。

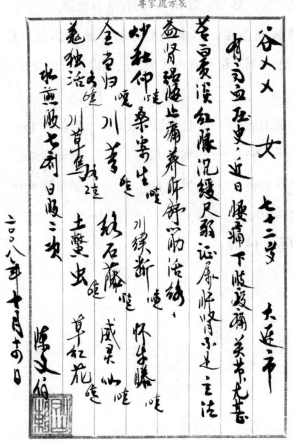

炎黄國醫館

著名中醫內科專家陳文伯教授
專家處方箋

谷××　女　七十二岁　大连市

有高血压史，近日腰痛下肢疼痛关节无力，
苔薄黄淡红脉沉缓尺弱，证属肾虚足走主法。

益肾强腰止痛兼肝肾前活络，

妙私仰建　桑寄生挺　川续断挺　怀牛膝挺
全当归挺处　川芎挺处

　　　鸡石藤挺　威灵仙挺
巷独活挺　川草乌挺达　土鳖虫挺　草红花挺

水煎服七剂，日服三次

二○○八年十月十四日　陈文伯

图157　腰痛案1

腰痛案 2

左某，男，35 岁。2010 年 4 月 13 日就诊。

罹患腰痛多年，稍事活动好转，他症如常，苔白质淡，脉沉细尺弱。证属肾虚腰痛，法当以益肾强腰止痛之剂治之。

熟地黄 10g	怀牛膝 10g	巴戟天 15g
菟丝子 10g	狗脊 10g	补骨脂 10g
骨碎补 10g	狗肾 6g	鹿角胶 10g
鹿角霜 10g		

水煎服，14 剂。

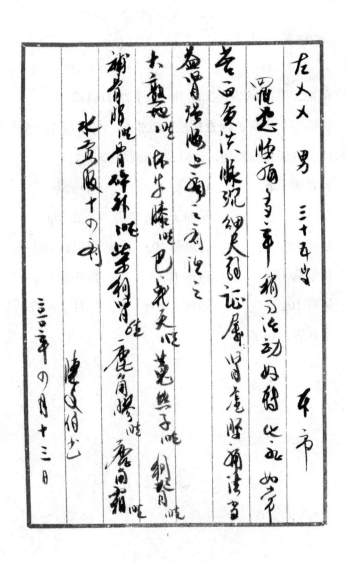

图 158　腰痛案 2

腰痛案 3

单某，男，26 岁。2008 年 10 月 28 日就诊。

腰痛多年不愈，经查腰椎间盘膨出，骨质增生，莫氏结节形成，证属肾虚腰痛，治以益肾强腰止痛。

补骨脂 10g	怀牛膝 10g	川乌 3g
草乌 3g	车前子 15g	羌活 10g
独活 10g	青风藤 10g	海风藤 10g
川草薢 10g	白芷 10g	延胡索 10g
川芎 10g	炒白术 10g	生甘草 9g

水煎服，14 剂。

北京市中医药"薪火传承3+3工程"项目

鼓樓中醫醫院

陳文伯名醫傳承工作站專家處方箋

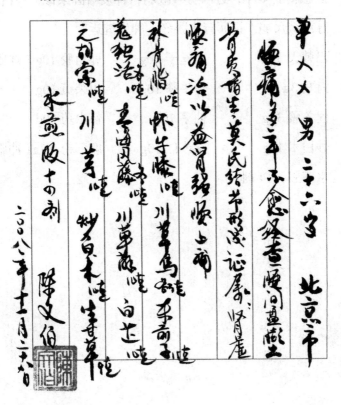

图 159　腰痛案 3

腰痛案 4

刘某，男，36 岁。2010 年 5 月 21 日就诊。

罹患腰痛多年，近因房事减弱，神疲嗜卧来诊，苔白质淡，脉沉缓尺弱。证属肾虚腰痛、脾失健运。

巴戟天 30g	菟丝子 10g	鹿角胶 10g（烊服）
海马 3g	怀牛膝 10g	山茱萸 10g
淫羊藿 30g	仙茅 10g	怀山药 30g
炒白术 10g	薏苡仁 10g	鹿茸粉 0.3g（冲服）

水煎服，14 剂。

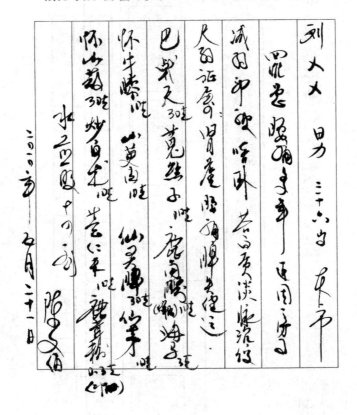

图 160　腰痛案 4

陈文伯教授学术传承谱系

陈世安，字存佑（1896—1986）
在1960年被北京市政府、市卫生局评为京城40位名老中医专家之一。

刘学文
中医内科专家，于……北平国医学院毕业（后在北京市第六医院中医科）。
- 尚博文
  - 李怀

陈文伯
第二、三、四批全国老中医药专家学术经验继承工作指导老师、首都国医名师、现代中医男科奠基人之一，中医内科专家，北京鼓楼中医医院原院长、主任医师教授，京城名医馆创始人、名誉馆长（1949年拜师）。
- 陈生
  - 王琳
- 王斌
  - 乔会秀
- 姜琳
  - 陈斌
- 王彤
  - 林杨
- 陈红
  - 李汇博

毛翼楷
黑龙江中医药大学"四少名医"之一（1962年北京中医药大学毕业生）。

邱崇元
原内蒙古自治区卫生厅副厅长、中医专家（1962年北京中医药大学毕业拜师）。
- 陈新
  - 孙晨

王凤仪
北京鼓楼中医医院原副院长、骨科专家（1960年北京市集体拜师）。
- 崔政
  - 李洁
- 吴丽鑫
  - 强育展

陈燮梅
原北新桥医院副院长、中医内科专家（1970年拜师）。
- 王伟东
  - 郑乘龙